空海と現代脳力開発

KUKAI
Brain power development of contemporary

加賀　博

カナリアコミュニケーションズ

「はじめに」

真理に基づく脳力開発が未来を築く

21世紀に入り、世界は不幸な時代、つまり人類滅亡の危機に突入したのではないか、とさえ思えます。国際化社会、ボーダレス社会といっても世界が平和になり、貧富の差が少なくなり、人々が幸福に向かっているとは思えません。

現実は逆で、9・11に代表されるような国際テロや、核の脅威、サブプライムローン、原油高騰による世界的不況、自然環境破壊による温暖化など、マイナス的な国際化に向かっているようです。なぜこのように科学が発展し、IT社会といった国際情報化時代を築きあげることができるようになったにもかかわらず、人間社会は混乱し、もしかすると世界恐慌や第三次世界大戦など不測の事態を起こしかねない状況なのでしょうか。

我々人類は、どこかで何か大切なものを見失っているのではないでしょうか。

人類はもっとも弱い動物です。弱いがゆえ、環境に適応するために手を使い、道具をつくり、そして集団で活動するために言葉を発明し、考え、コミュニケーションできる動物へ進化しました。この進化は脳の進化を意味します。人類が他の生物（動物）より優れているのは脳の大きさです。脳の体重比では動物の中でトップです。言い換えれば、人類は「脳力」により厳しい環境に適応できるよう集団社会を築き、考え抜き、試行錯誤を重ねて、より生き抜く力を養ってきました。

また、動物を家畜として飼い、育て、ペットとして共存もしてきました。自然環境も研究、改善し、人類に有利なように活用してきました。しかし、19世紀の産業革命に始まった急速な科学技術の発展とともに工業化社会を促進させ、自然環境を極端に活用する反面、破壊するまでに至ってしまいました。

　この環境破壊のため、地球温暖化は進み、北極の氷は解け、ヒマラヤの氷山も解けるなど、人類の生存すら危機に陥れている状況です。こうした現実は人類があまりにも科学万能社会を信じすぎ、金本位主義による競争社会を是とした経済成長にのみ重きをおきすぎたからに他なりません。

　別な言い方をすれば、物質的社会、すなわち欲望（煩悩）促進社会をつくり出したからとも言えます。欲望（煩悩）促進社会とは、人間の「脳力」をコントロールしない社会です。感情、感性、特に喜びや楽しみ、悲しみ、思いやり、そして癒しなどといったいわゆる人間らしさを重視しない社会です。それよりも、むしろお金や地位、名誉といった人間のつくり出した物質価値観（つまり左脳力）に重きをおく社会、つまり金本位競争社会です。そのため、絶えず競争の原理が働き、他人との違いを論理的に重視する左脳力に関心が注がれたのです。

　我々が見失い間違えたのは、あまりにも自己中心で欲望重視の脳の使い方をするようになったためではないかと思います。

　例えば今日の国内状況を振り返ると、以下のように様々な社会不安が広がっています。

少子化・老人の一人暮らし・孤独死・自殺・ドメスティックバイオレンス（DV）・未婚および離婚の増加・引きこもり・労働意識力

低下・いじめ・教師によるハレンチ犯罪・ストーカー

　格差社会・ローン地獄・ワーキングプア・偽装建物・偽装食品・エリート犯罪・汚職・自殺・セクハラ・フリーター・ニート問題・官僚汚職・警察官犯罪・麻薬覚せい剤・HIV・SARS恐怖・鳥インフルエンザ恐怖・年金問題・高齢者医療・介護・無差別殺人・テロ・核の脅威。

　これら社会不安の原因は、私たち日本人だけではなく、人類全体が本来育み、より生き抜くために築きあげてきた社会集団を形成する社会力を失ってきたからと思えてなりません。我われ弱い人類は、脳の進化と社会力によって今日まで生き残ってきたと言えます。しかし、この大切な力である社会力が欲望・煩悩促進社会で見失われ始めたことが人類社会の危機をつくり出したのです。

　それでは、どう脳活用のバランスをとれば良いのでしょうか。

　人間らしく生きるとは空海や釈迦の説く宇宙の原理原則に基づき、自然に生きることです。

　自然に生きることは自然（じねん）に生きることです。

　自然（じねん）に生きることは自らが燃えて生きることです。

　動物は自然（じねん）に生きています。

　つまり動物や植物は、自らが持つ生命エネルギーを最大限に発揮して生きているのです。

　だから自然は美しくみずみずしいのです。

　生命エネルギーが内にも外にもはつらつと発揮されているからこそ、この地球は美しいのです。また、宇宙の広大さや素晴らしさも、このエネルギーの表れです。自然に生きるためには人間の持つ脳力

を最大限に開発することです。

　心をクリーンにして楽しいことや好きなことをするこで脳内ホルモンが分泌されることで、脳全体は活性化するのです。

　脳が活性化すれば、思いもよらぬ潜在能力のトビラが開き、脳力は発揮され、生きている喜びや生かされている感謝が生まれるのです。

　そして、左脳活性と右脳活性の微妙なバランスのシンクロナイズ（同調）こそが、人類を自然にさせ、人間らしい生き方、社会づくりへ導くのです。

空海と現代脳力開発

【目次】

「はじめに」

真理に基づく脳力開発が未来を築く ……………………………………… 2

（1）弘法大使空海とはどんな人でどんな脳力開発をした人か ……… 10

　①偉業と脳開発

　1. 伝説的誕生と青春期

（2）般若心経とは宇宙の真理の教えである。（原文と現代文訳）…… 17

（3）釈迦の説く悟りへの脳力開発の道（四締八正道とは）…………… 26

　①四諦（したい）

　②八正道（はっしょうどう）

（4）空海の説く超脳力開発（即身成仏の方法三密加持とは）……………… 30

　①身体・言葉・心を仏と一体化する -------- 三密加持

（5）現代の脳科学（脳のしくみと能力の特色） ……………………… 32

①脳力開発の方法とは

②空海　釈迦の説く脳力開発のステップとは

③人間の基盤－人間（ヒト）の脳進化と不思議な構造

④脳細胞のシステムは18歳前後で完成されます

⑤必要な情報だけを選び出す、すばらしい脳の選択能力の不思議

（6）脳力の特性分析が測定できる

ヒューマンセンサーと脳力特性の内容 ……………………… 47

①ヒューマンセンサーとは

②右脳思考型と左脳思考型

③一点集中思考型と複数同時集中思考型

④ヒューマンセンサーを活用した脳活性

⑤脳のタイプ特徴と仕事

⑥職業によって異なる思考適性

⑦脳のタイプと人間関係の活かし方

（7）空海（仏教）の教えと現代脳力開発方法 ……………………… 62

①心をクリーンにしコントロールする方法

②α・θ波状況とは？

③読経・写経法

（8）真理にもとづいた八正道法 ……………………………… 68

　①正見法（振り返り気付法）………………………………… 68

　②正思法（ソリューション思考法）………………………… 72

　1. ソリューション思考とは

　③正語法（1. プラス言語法　2. 社会コミュニケーション法）………… 79

　1. プラス言語法

　2. 社会コミュニケーション法

　④正行法（コンピテレシー分析法）………………………… 104

　⑤正命法（1. ヒューマンセンサーによる脳力測定法

　2. 自己マネジメント法）………………………………… 109

　⑥正精進法（モチベーション分析法）……………………… 112

　⑦正念法（マイドマプレゼン法）…………………………… 122

　1. アイドマ情報プレゼンテーション法とは

　2. アイドマ情報プレゼンテーション法の基本ステップ

　3. アイドマ情報プレゼンテーション法の活用事例

　　（自己プレゼンテーション）

⑧正定法（1.AIDMA 観想法　2. 夢ビジョンバリュー分析法

3.will can must 法）……………………………………………………… 126

1.AIDMA 観想法の仕方

2.「夢・ビジョンバリュー分析法」による自己価値

3.「Will Can Must 法」

「最後に」……………………………………………………………………… 138

（1）弘法大使空海とはどんな人でどんな脳力開発をした人か

①偉業と脳力開発
1.伝説的誕生と青春期

　弘法大師空海は今からおよそ1200年前、宝亀5年（774年）6月15日讃岐国屏風ヶ浦（香川県善通寺）で国司佐伯善通と玉依御前との間に生まれました。

　そして、その誕生にはこんな伝説があります。

　父母の夢のお告げに聖人が天竺より飛来し、懐に入って妊胎し、12ヶ月をもって誕生すると。そしてこの聖人が密教第六祖不空三蔵であり、空海はその生まれ変わりであると言われました。

　幼少期は真魚と呼ばれ、別名貴物（とうといもの）と号され、佐伯氏一門の大きな期待を一身に担っていたと言われます。そして、なんと7歳のとき捨身の嶽と呼ばれる山で我が身を仏に捧げ、仏道を志したと言われています。つまり、空海は早や7歳にして仏教に発願されたのです。

　その後、15歳に至り佐伯氏一門の期待を背に、母方の伯父であり恒武天皇の皇子伊予親王の待講をしていた学者の阿刀大足に連れられ都に上り、大学入学への準備に入ったと言われています。当時の大学は政府官史の教育機関であり、立身出世は政府高官になることであったのです。そこで、論語考経を学び18歳で見事大学に合格し、貴族の子弟でなかった空海にとっては余程の事であったと言えます。

2.仏教の素晴らしさを「三教指帰」で表し、大学を退学しエリートを捨てる

「三教指帰」は、空海が書いた日本で初めての「戯曲」とも言われます。その内容はユーモアに富み、儒教を代表する「亀毛先生」、道教を代表とする「虚亡隠士」、そして仏教を代表する「仮名乞児」が登場し、儒教・道教より仏教こそ最高であり、大切な教えであることを戯曲の形をとった文学作品であり、空海の優れた才能・能力を表す逸品と言われています。

3.勤操にめぐり会い、密教秘伝の「虚空蔵求聞持法」を伝授され超脳力　開発法を得そして得度する

「虚空蔵求聞持法」とは虚空蔵菩薩の印を結び真言「ノーボアアカシャキャラバヤオンアリキャマリボリソワカ」を100万遍念誦することにより、あらゆる事を記憶できる脳力開発法であると言われています。

空海はこの「虚空蔵求聞持法」を見事、阿国大竜ヶ嶽によじ登り、土州室戸岬にて明けの明星が口の中に飛び込んできたという奇端（奇跡的な体験）により体得したと言われています。

その後、空海は「求聞持法」によってあらゆる事を実現に導いたと言われています。そして、ついに室戸岬での最後の修行を終え、和泉国慎尾山寺で勤操により得度を受け、僧名「教海」となりました。その後、東大寺戒壇院にて具足戒を受け、「空海」と改名しました。

4.大和国久米寺で「大日経」に出会い入唐求法を行う

　偶然にも久米寺で発見した「大日経」こそ空海が求めていた即身成仏の内容が残されている経典でした。そして即身成仏「つまり宇宙の根本エネルギーである大日如来と一体化すること」は頭の中での理解だけではだめで、実行しなければ会得できない密教の教えである為、良き師を求めて教えを受ける以外に方法が無いことと決断し、唐に渡る決意をしたと言われています。

　しかし、唐に渡るには遣唐船に乗ることが許可されなければ不可能なため、その準備のために7年間を用いたと言われています。(この期間は、空白の7年間とも言われております)

　そしてついに、空海31歳の時に、第16次遣唐船が行われることになり乗船を許されました。九州を出発後、台風に見舞われて何週間もの間海上を漂流し、はるか目的地と離れた福州長渓県赤嶺に着きました。しかし、すぐには上陸は許されず空海の書いた「福州観察便に与ふるの書」の文章、筆の素晴らしさにより許され、長安に着くことができたと言われています。

5.ついに真言密教第七祖恵果阿闍梨より「伝法灌頂」を受け第八祖「遍　照金剛」の名を授かる

　当時、長安(今の西安)は世界一の都市であり世界文化が集まっていました。空海はついに真言密教の七祖、青龍寺の恵果阿闍梨に会うことができました。そして、青龍寺恵果阿闍梨は、弟子1000人を超えていたにもかかわらず日本から来て間もない空海に真言密教第八祖を継がせることにしました。そして、「伝法灌頂」を行い

その灌頂名「遍照金剛」を与えました。

この間約数ヶ月であったと言われており、まさに奇跡と言えます。そして、この恵果阿闍梨は空海に真言密教第八祖を継承させると早く日本に帰国し、密教を広め多くの人々の為に役立てよと言い残し他界しました。

またこの帰国までの間、空海は仏教原典を学び梵語もあっという間に習得したと言われています。これも求聞持法の脳力と言えます。

また、更に五十音法やいろは仮名文字を制作し、梵語辞典も作ったと言われています。

そればかりでなく、空海は「医学・天文学・物理学・科学・土木建築学」などあらゆる先端知識を学びました。また、彫刻や絵画の手法も習得し、特に書道は大家と称され中国皇帝より「五筆和尚」という称号を受けました。まさに、宗教、科学、芸術といった多岐の分野で超脳力振りを発揮したと言えます。

6.ついに帰国し真言密教を開宗そして布教活動へ

帰国に際し、またも台風にあいますが空海は船の帆柱を削り不動明王を刻んで海上安全を祈念し無事博多港へたどり着くことができました。

この時の不動明王が、今日有名な「波切不動明王」です。帰国後すぐには上京が許されず、「観世音寺」（大宰府）で一年も滞在し上京許可を待つことになりました。そして、ようやく天皇より上京が許され「御請来目録」を奉呈し真言宗の開宗の勅許を賜ったのです。時に空海34歳でした。

そして、空海は当時政治不安をなくす為に藤原薬子の乱をきっか

けに高雄山寺で「国家鎮護」の修法を行い、国家人心の安定を祈願しました。

　そして、民衆のために四国に八十八の寺を創建し即身成仏の道程として阿波の国は「発心の道場」、土佐の国は「修行の道場」、伊予の国は「菩提の道場」、讃岐の国は「涅槃の道場」として四国全土を「方便のつまり利他の道場」とし、四国八十八ヶ所遍路の道を作りました。ここを巡る遍路行者は、同行二人として今日も空海がともに付き添い守護していると言われています。その後、ついに真言密教の法燈を永遠にとどめるための聖地、三密修行にふさわしい深山幽谷の道場として高野山に根本道場として、金剛峯寺を開創しました。この道場により真言密教の修行を体得させる「行学一致」を目指す人材教育の場が創設されました。

7.満濃池の築堤をたった45日間で完成させました

　空海の超脳力の一つとして有名なのが、満濃池の築堤です。満濃池は空海の郷土讃岐国にあり、阿蘇山脈より流れる谷川が集中し周囲21キロもある池で、当時水田の為の溜池として築かれたものです。しかし、よく洪水のため堤防が決壊し多大な被害を与えていたため、天皇に上奏が行われ空海に工事の任が下されました。

　空海はこのとき中国で学んだ土木技術によりなんと45日間で堤防を完成させたのでした。このとき空海は不眠不休で密教の護摩を修し超脳力振りをいかんなく発揮したと言われています。この満濃池はその後、今日に至るまで一度も決壊したことが無く、この空海が行った築堤工法は現在でも真似のできない程のものと言われています。

（1）弘法大使空海とはどんな人でどんな脳力開発をした人か

8.嵯峨天皇より東寺を賜り平和国家を願う「教王護国寺」としました

　空海50歳の時、嵯峨天皇より東寺を下賜されました。空海は、真言密教の理念を政治に生かし王城守護寺として、また密教道場としてその名も「教王護国寺」とし経営することになり、密教の真髄曼荼羅の世界をイメージし、諸仏を配置し3次元として曼荼羅世界を具現化した寺を作り上げました。

9.日本初の庶民綜合私立大学「綜芸種智院」を東寺の隣に創設し人材教育に力を注ぎました

　当時大学は、都にひとつ官立大学があるのみで、入学できるのは貴族階級かその一門の子弟のみでした。したがって、一般庶民は無学であり文化教養は無く生活水準も極めて悪かったと言えます。こうしたなかで、空海は何より国民教育の必要性を説き、日本初の庶民綜合私立大学を創設しました。この綜芸種智院は、名の称すとおり全ての学問、芸術を教える綜合大学であり、単に仏教・密教だけでなく広範囲な学問を教え「いろは」仮名文字を使い分かりやすく行ったと言われています。また、素晴らしいことはなんと学問を志す者は衣食住、学費を無料にするといった画期的なものでした。このため、全国各地より優秀な人材が集まり、日本の人材教育のスタートとなったと言えます。

10.空海は自ら即身成仏を証し入定しました

　空海は62歳を迎えると体の変調を感じ自らの死を予期し、五穀を絶ち、修禅に入り3月15日弟子たちを呼び、25か条にわたる遺告を告げました。そして、3月21日寅の刻に入定すると予言し弟子たちが真言声明を唱える中、即身成仏となりました。

　そして、永遠に生きる救世の菩薩として今日なおも生き続けていると言えます。また、空海入定後86年（921年）醍醐天皇により弘法大師の名が贈られました。弘法大師空海はまさに大宇宙の真理を説き、我われすべてが大宇宙のエネルギー（大日如来）の分身、化身として生かされており、素晴らしい可能性と潜在脳力を備えているという事を、そしてその脳力、生命を他のために生かすことこそ、自分らしく生きることであることを教えてくれました。そのため、真言密教を開宗され即身成仏の方法を自ら証明されたと言って良いと思います。

(2)般若心経とは宇宙の真理の教えである。(原文と現代文訳)

・観自在菩薩 行深般若波羅蜜多時
<ruby>観自在菩薩<rt>かんじざいぼさつ</rt></ruby> <ruby>行深般若波羅蜜多時<rt>ぎょうじんはんにゃはらみったじ</rt></ruby>

　私（観音菩薩）は「自分が存在するとはどういうことなのか」という問いについてとことん向き合った末に、一つの真実にたどり着いた。

・照見五蘊皆空 度一切苦厄
<ruby>照見五蘊皆空<rt>しょうけんごおんかいくう</rt></ruby> <ruby>度一切苦厄<rt>どいっさいくやく</rt></ruby>

・舎利子
<ruby>舎利子<rt>しゃりし</rt></ruby>

　ブッダの弟子のシャーリプトラよ。

・色不異空 空不異色
<ruby>色不異空<rt>しきふいくう</rt></ruby> <ruby>空不異色<rt>くうふいしき</rt></ruby>

　まず私たちの体を詳細に観察すれば、これは「体」という固有の「もの」が存在するのではなくて、たとえば原子というような、様々なものがくっついて出来上がっている。つまり「体」が存在するのではなく、いろいろなものが集まってできた「物体」を、私たちは体と「呼んでいる」にすぎない。これを「あらゆる物体に実体はない」という。

・色即是空 空即是色
<ruby>色即是空<rt>しきそくぜくう</rt></ruby> <ruby>空即是色<rt>くうそくぜしき</rt></ruby>

　私たちが感じとるあらゆる物体は、固定的な実体がなく「空」という性質をもっている。

　存在を支配する根本の原理は、この「空」という真実なのだ。そ

して存在は「空」であり、変化をする性質であるからこそ、あらゆるものは形をもつことができ、また形を多種多様変えることができるのである。

・受想行識　亦復如是

そしてその「空」という性質は、物体だけでなく、精神作用にもあてはまる。すなわち、感覚・知覚・意思・認識といったあらゆる精神作用も、形こそないが、変化をするという法則のなかにある。つまり、物体である身も、精神作用である心も、どちらにも固定的な実体は存在しない。つまり自分とはこの身と心であるにも関わらず、身にも心にも実体としての「自分」が存在しないということ。ただ、私たちは脳という器官があり、「考える」という営みができ、「自分」という概念を想起することができるため、この身と心を具えた一つの物体、つまりが自分という存在を、自分だと認識しているが、しかし真実としては、自分というものは存在しない。「自分」という存在は固定的な存在ではなく、流動的な「状態」の一つにすぎず、結局自分も「空」である。

・舎利子　是諸法空相

シャーリプトラよ、あらゆる存在が「空」であるという理解は、当たり前のもの、普遍の事実である。

・不生不滅　不垢不浄　不増不減

人命は生まれて死ぬものだと考えがちだが、それも違う。あらゆる存在は、いろいろなものが集まって形を為し、そこに形以上の「はたらき」が生まれて「生きる」という活動をしている。自分を自分

だと認識して生きていることも、形以上の不思議な「はたらき」のなせるわざである。

「命」もまた実体として存在するものではなく、それは神秘としか言いようのない、不思議は「はたらき」である。「個」が集まってできた「和」には、単なる個の集合以上の不思議な「はたらき」が具わることがある。それが、命である。だから生き物は、生まれて死ぬのではなく、はじめから実体が存在しない「空」という存在のしかたをするなかで、ただ変化を繰り返している。この、「存在は変化を繰り返す」という真実には、「無常」という。

　存在＝空＝自性がない＝無常＝変化を繰り返す＝常なるものは存在しない

　存在には「変化」があるばかりで、生まれもしなければ死にもせず、垢がつくこともなければ浄らか名のでもなく、増えもしなければ減りもしない。ただ、変化を続けるだけである。

・是故空中　無色　無受想行識

　身も心も、すべては「空」であり、固定的な実体などというものはどこにも存在しない。私たちを含むあらゆる存在は、変化するなかで「今はこの状態として存在している」というふうな存在のしかたでしかこの世界に存在することができない。

・無眼耳鼻舌身意　無色声香味触法

　視覚、聴覚、嗅覚、味覚、触覚、心。

　見えたもの、聞こえた音、嗅いだ臭い、食べた味わい、触った感触、抱く思い。

　それらもまた「空」であり、不変の実体として存在するものでは

ない。

・無眼界乃至無意識界
<small>むげんかいないしむいしきかい</small>

私たちが理解できる世界とは、自分の感覚器官で感じた世界であって、世界そのものを感じているわけではない。世界とは、私と世界とが互いに関係し合うところに生まれるものなのだ。

そうした世界もまた、「空」であることに違いはない。

・無無明　亦無無明尽
<small>むむみょう　やくむむみょうじん</small>

私たちは、真実に眼を向けずに、自分本位の誤った認識で生きることで「苦」という感情を抱く。

真実とは、存在は「空」だということ。誤った考えとは、自分を含む様々な存在が実体として存在していると思ってしまうこと。なぜ世界が「空」という真実のもとに存在しているのかは、わからないが、世界宇宙は現にそのように「空」として在るわけだから、これは事実として受け止めるしかない。つまり、あらゆるものは、有るようで無いのである。それは、ただ無いのとも違う。やっぱり、有るようで無い。

・乃至無老死　亦無老死尽
<small>ないしむろうし　やくむろうしじん</small>

だから、老いや死ということも、本当は存在しない。老いや死とは人間の眼から見た、概念としてのみ存在するもので、実際には「空」である存在が変化をして形を変えているだけである。

・無苦集滅道　無智亦無得　以無所得故
<small>むくしゅうめつどう　むちやくむとく　いむしょとくこ</small>

あらゆるものに実体は無いから、苦しみだって本当は無いし、苦

しみを無くす方法だってない。

　それらはすべて概念でしかなく、その概念を抱く自分という存在もまた、概念でしかない。頭で理解するという営みが、すでに虚構で、真実を受け取るとは、知識で理解することではない。

・菩提薩埵　依般若波羅蜜多故
　誤った認識の発端は、「有る」と思うことだから、やはりどうしても否定の形をとらざるをえない。

・心無罣礙　無罣礙故　無有恐怖
　存在の本質が「空」であり、私という概念が取り払われ、世界と自分とを隔てる虚構が崩された認識というのは、すがすがしいものである。わだかまりを抱く私が存在せず、わだかまりという心もまた、本当には存在しないから心に何の恐れも生じない。

・遠離一切顛倒夢想　究竟涅槃
　自分のことは自分でしていると思っているが、たとえば、心臓が絶えず拍動を続けているのは、自分の意思か？　この体を作ったのは、自分か？　熱い物を触ったとき手を引っ込めるのは、はたして考えた上でのことか？　自分の体でありながら、それらは自分の意思とは関係のないところで自ずとはたらき続けてくれているのである。多くの人は自分の体は自分のものであり、自分の意思で自分は生きていると思っているがそれは、存在しないはずの自分を「有る」と疑うことなく思い続けているからだ。

　このような誤った認識から離れるだけで、心はずっと安らかになる。

・三世諸仏　依般若波羅蜜多故　得阿耨多羅三藐三菩提

　いつの時代であっても、どの国であっても、いかなる宗教を信じ
ていても、この「空」という存在の真理を知っている者は心が安ら
かでいられる。よく、「仏」という言葉が使われるが、その仏とは
この「空」を知る者を指す言葉である。仏とは「真実に目覚めた者」
という意味である。

・故知　般若波羅蜜多　是大神咒　是大明咒　是無上咒　是無等等咒

　存在が存在することの真実を見抜く「般若波羅蜜多」という智慧
は、あらゆる人に平等にもたらされるこれ以上ない尊いものである。

・能除一切苦　真実不虚

　あらゆるものは「空」である。この真実を本当に知る者は、どん
な苦しみも、それが概念でしかない自分が築き上げた、さらなる概
念であることに気がつく。だから苦しみから逃れようとして苦しむ
ことなど、あるはずもない。

・故説般若波羅蜜多咒　即説咒曰

　最後に、この真実を見抜く般若の智慧を、短い咒文で讃えたい。
昔のままの言葉で読むことに意味があるのだ。「尊ぶ」という心で
もって唱えるだけでいい。頭で理解することが、理解の全てではな
い。では、その咒文をここに記しておく。

・羯諦羯諦　波羅羯諦　波羅僧羯諦　菩提薩婆訶
　ギャーテーギャーテー
　ハーラーギャーテー

（2）般若心経とは宇宙の真理の教えである。（原文と現代文訳）

ハラソーギャーテー

ボウジーソワカー

・般若心経

無苦集滅道　無智亦無得　以無所得故　菩提薩埵

依般若波羅蜜多故　心無罣礙　無罣礙故　無有恐怖

遠離一切顛倒夢想　究竟涅槃　三世諸仏

依般若波羅蜜多故　得阿耨多羅三藐三菩提

故知般若波羅蜜多　是大神咒　是大明咒

是無上咒　是無等等咒　能除一切苦　真実不虚

故説般若波羅蜜多咒　即説咒曰

羯諦羯諦　波羅羯諦　波羅僧羯諦

菩提薩婆訶　般若心経

（2）般若心経とは宇宙の真理の教えである。（原文と現代文訳）

仏説摩訶般若波羅蜜多心経（般若心経）

観自在菩薩　行深般若波羅蜜多時

照見五蘊皆空　度一切苦厄　舎利子

色不異空　空不異色　色即是空　空即是色

受想行識　亦復如是　舎利子　是諸法空相

不生不滅　不垢不浄　不増不減　是故空中

無色無受想行識　無眼耳鼻舌身意

無色声香味触法　無眼界乃至無意識界

無無明　亦無無明尽　乃至無老死　亦無老死尽

（3）釈迦の説く悟りへの脳力開発の道（四締八正道とは）

①四諦

　四諦の教えは、釈迦が一貫して説かれた人生の真理。四苦八苦を滅する方法を説いたものです。

1.苦諦

　人間の歴史が始まって以来、暑さ寒さ・天災地変・飢饉・疫病・貧困・不仲・不安・老い・死等に対する苦しみや思いどおりにならないことがあり、人生は苦「生・老・病・死・愛別離苦・怨憎会苦・求不得苦・五蘊盛苦」であることが真理であることを認識すること。

2.集諦

　集というのは「集起」の略で「原因」という意味です。人生苦にも必ず原因があり、その原因を探求し、反省しそれをはっきり認識すること。

3滅諦

　集諦によって、苦の原因は人間の心の持ち方にあるのだということ。この事から「心の持ち方を変えることによって、あらゆる苦悩は必ず消滅する」ということ。

4.道諦

　釈迦は苦を滅する道について、本当に苦を滅する道は苦から逃れ

（3）釈迦の説く悟りへの脳力開発の道（四締八正道とは）

4.道諦

釈迦は苦を滅する道について、本当に苦を滅する道は苦から逃れようと努力することではなく、正しく物事を見る「正見」・正しく考え「正思」・正しく語り「正語」・正しく行為し「正行」・正しく生活し「正命」・正しく努力し「正精進」・正しく念じ「正念」・正しく心を決定させる「正定」の八つの方法「八正道」のこと。

四苦八苦

苦とは思い通りにならない事

1．生　　　　生きるということは苦である。
2．老　　　　老いていくことは苦である。
3．病　　　　病にかかることは苦である。
4．死　　　　死ぬということは苦である。
5．愛別離苦　愛するものと別れるのは苦である。
6．怨憎会苦　怨み憎む者と会うのは苦である。
7．求不得苦　求めても得られないのは苦である。
8．五蘊盛苦　五蘊とは色・受・想・行・識のこだわりの苦しみ。簡単に云うと、人間の五官（眼・耳・鼻・舌・身・）ものや心で感じる人間の肉体や精神活動すべてが物事にこだわりをつくる苦しみ。

生・老・病・死を「四苦」といい次の「四苦」愛別離苦・怨憎会苦・求不得苦・五蘊盛苦を合わせて「八苦」と呼びます。

②八正道

釈尊は「苦」を滅する方法として八つの正しい道を解き明かしま

27

した。これが、正見・正思・正語・正行・正命・正精進・正念・正定の方法です。これらすべての方法に「正」の字がついていますが、「正しい」とは「真理に合った」・「調和のとれた」考えや見方、行動のことです。物事の実相があるため、それなりの原因や条件があり理由があります。そのため差別の見方にも偏（かたよ）らず、平等の見方にも偏らない、両者を総合したとらえ方が本当の「正しい」見方やとらえ方となります。これを仏教では「中道」といいますが、これは一方に片寄らない、ちょうど真ん中という意味ではなく、その時々の真理の条件・立場に合った最善の方法の見方や考え方という事です。

1.正見
　自己中心的な見方や、偏見をせず前記の如く中道の見方をすること。

2.正思
　自己本位に偏らず真理に照らし物事を考えること。

3.正語
　恒に真理に合った言葉使いをする事。社会生活の上で慎まなければならない事で妄語（嘘）・両舌（都合や立場で使う二枚舌）・悪口（破壊的な悪口）・綺語（口から出任せのいいかげんな言葉）をはかないこと。

4.正行
　よく物事の真理を考えムリムダムラのない自分の能力に適した正

しい行いをすること。

5.正命

自分の脳力、能力、夢に向かった仕事をし分別ある生活をすること。

6.正精進

自分に与えられた使命や目指す目的に対して、やる気を持って努力を続けること。

7.正念

正しい（真理に合った）クリーンな心を持ち、（自己本位）による分別をせず、他者のため、社会のためになることを心に決めて進むこと。

8.正定

心の状態が真理に照らし正しい状態に定まる事。決心が外的要因や環境変化に迷わされないこと

（4）空海の説く超脳力開発（即身成仏の方法三密加持とは）

①身体・言葉・心を仏と一体化する………三密加持

　真言密教の修行を「三密」の行といい、修行が目指すものを「加持」といいます。

　生命現象はすべて身（身体）、口（言葉）、意（心）という三つのはたらきで成り立っている。顕教では、人間のこれら三つのはたらきは、煩悩に覆われ汚れているということで三業と呼んでいます。ところが、法身である大日如来を宇宙の根源的な生命力とみなし、森羅万象を大日如来の現れと説く密教では、人間の三つのはたらきも大日如来の現れであるから、本質的には人間も大日如来と同じであるとしています。大日如来のはたらきは通常の人間の思考では計り知れないということから、密なるものという意味で「三密」と呼んでいます。また、加持とは如来の大悲と衆生の信心とをあらわすこと。

　修行者の心の水が、その仏の日を感じ取ることを「持」といっています。

　このことから「三密加持」とは、自らの身体、言葉、心という三つのはたらきを、仏様の三密に合致させ、大日如来と一体になることであり、具体的には、手に仏の象徴である印を結び（身密）、口に仏の言葉である真言を唱え（口密）、心を仏の境地に置くこと（意密）によって、仏様と一体になる努力をしていくことをいいます。

(4) 空海の説く超脳力開発（即身成仏の方法三密加持とは）

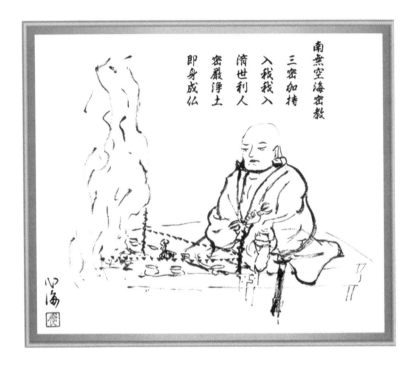

三密加持

　空海密教とは生まれながらすでに仏であるという教えです。そして生きながら成熟した仏になるためには、仏の言葉（真言）をとなえ、手で印を結び仏の動作をまね瞑想し、心（意識）を仏の心に入れ、そして仏の心を自らの体に入れ仏に成りきり生きながら仏になる即身成仏の方法それが三密加持。

（5）現代の脳科学（脳のしくみと能力の特色）

①脳力開発の方法とは

　　人間とは何か。人類はどこからきてどこへ行くのか。（ゴーギャン）

「人間の幸福とは」「理想的な人間社会とは」これらの問いは、いつの時代にもあらゆる人々が民族を超え、宗教を超え、政治を超えてその答えを求め続けてきました。

　しかしながらこのテーマについて、明確な答えはなかなかつかめずにいるのが現実です。我々人間は「世界平和を願い、人々の幸福を求め続けて」きたことに違いはありません。ところが現実は、世界は相変わらず民族的、宗教的、政治的な争いが絶えず、一歩間違えば地球上の生命すべてが破壊されてしまう危機もあります。また戦争が起きなくても格差社会が進み、不安と不満が拡大し続けています。

　どうしてこのような状況になってしまったのか。そのひとつの答えとして、人間は自らの外なるものに目を向けすぎた結果といえます。

　人間は生来、非常に弱い生命体です。肉体的にも弱く、また一人では生きていけない動物です。この弱さが言葉をつくり、仲間とともにコミュニケーションをはかり、協力して生きることを学びました。そして知識や知恵を伝え合い、伝統文化、学問・政治体系を確立し、物理学、科学、さらには脳科学や社会科学として、続く世代

（5）現代の脳科学（脳のしくみと能力の特色）

へと継承できるものへと発展させました。そして自然や環境に適応するだけでなく、活用する力を得てきました。

　今日ではその「科学の力」は、宇宙にまで至っています。地球の歴史時間、宇宙の歴史時間からすればほんのわずかな時間で、これほどまでの文明・文化をつくり上げたことは奇跡的と言えるでしょう。

　しかしよく考えてみると前述したとおり、人間一人ひとり、および人間社会は幸福な方向に向かっているとは必ずしも言えません。その大きな原因の一つが、自然科学は発展させましたが人間成長への科学的アプローチが遅れていることです。人間は内にピュアな心を持ち、無限の力と言える脳力を持ち、その脳力を活用してあらゆるモノを創造し、宇宙にまでその力を成長させましたが、どうもその心と脳力の使い方が間違ってきたと思われるのです。

　心が間違えば、間違ったように脳力は使われます。なぜなら脳は心の指示のままに動くからです。心がクリーンで、欲望、特に我欲によって支配されなければ、脳は素晴らしく人間のため、社会のため、自然のため、地球のために働きます。心が欲望によって動かされれば、脳力も欲望の通りに働きます。つまり私たち人間は次の図のように『心×脳力』によって考え、行動し、結果を生み出し周囲に影響を与えます。

　曼荼羅イメージ図を参考にして下さい。

　釈迦や空海の説く脳力開発の方法は、自らの心を状況を観察・分析し、評価・改善計画を立て、幸福に向けて日常生活の中で実行し続ける方法が脳力の開発につながって行きます。

②空海　釈迦の説く脳力開発のステップとは

　人間の持つ力は、まずクリーンな心（まごころ）を中心に脳力（左脳力・右脳力etc.）があります。人間はこの脳力を発展・進化させ、今日のようなすばらしい社会を形成してきました。

　しかし、活用されているのはほんの数％といわれ、その潜在能力は無限とも思われます。このすばらしい脳力（潜在能力）を顕在的な脳力として日々活用し、我々は行動しています。新しい知識や情報・技術などを絶えず学び取り、そして目的のために活用しています。つまりインプットする脳力およびアウトプットする脳力が絶えず働いています。

　しかし、よく考えてみると、このインプットする力およびアウトプットする力は、時により、場所により、状況により変化します。自分にやる気があるときは、何でも楽しく学び行動できますが、疲れていたりやる気が失せていたりすると学ぶことも行動も積極的になれず、弱いものとなってしまいます。このことは、脳力が意識、すなわちやる気によって異なることを意味しています。脳力に変わりはなく、まごころや意識によって脳力の働き方が変わります。したがって自己成長を目指す幸福になるためには、まず自分を科学する方法として脳力の特性を（自分は右脳型か、左脳型かなど）を知ることです。その方法は、後ページで詳しく説明します。そしてこの脳力の特性を最大限活用するために、自分の意識（やる気）の特性を分析（分析方法は後ページ）し、意識の高まる言葉や環境づくりが大切です。

　よく、できる人とできない人との違いが取りざたされますが、潜

（5）現代の脳科学（脳のしくみと能力の特色）

在脳力の差ではなく、まごころや意識（やる気）の差により生まれるものといえます。そしてこの積極的意識（やる気）による行動・考えは、絶えず高い結果を生み出し、それを続けると実績としての実力となります。

　つまり実力のある人とは、心をクリーンにし、心を高め、やる気を持って物事に取り組み続け、結果を自分自身の力にできる人のことなのです。したがって、誰でもクリーンな心（まごころ）でやる気を持って物事に取り組み続ければ、自己成長し実力がついてきます。この実力は、自分にも他にも大きな良い影響を与える結果となります。

　又、この影響力こそが、社会力として周囲に、たとえば家族・友人・仲間・先輩・上司・会社をよくする力と言えます。この良き社会力が、他者や自然や環境にシンクロ（共鳴）すると、互いの共生力が働き、平和で調和の取れた関係と環境が築かれます。自己存在の目的とは、最終的に他に大きな良い影響を与え、周囲と調和を図り互いに幸福な環境を生み出すことと言えるでしょう。

③人間の基盤－人間（ヒト）の脳進化と不思議な構造

右脳・左脳の違い

　アメリカ　カリフォルニア工科大学のロジャー・スペリー博士は分割脳理論の研究により、1981 年にノーベル医学生理学賞を受賞しました。それまで全く謎であった左脳・右脳の違いを明らかにしただけでなく、言語中枢を有するため左脳の働きだけが重視され、その働きを低く見られていた右脳の機能を重視するきっかけにもなりました。

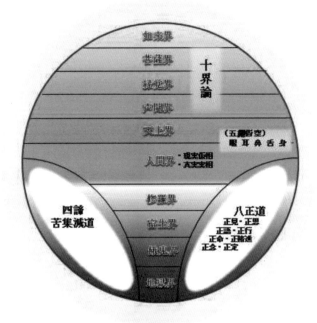

（5）現代の脳科学（脳のしくみと能力の特色）

「十界論」
とは、この宇宙に存在するすべての心をその境界にしたがって十種に分類したものである。

地獄界
脳に沈み、しかも束縛されてその苦から逃げられないという境界。
要するに生命の維持発展が妨げられ切った境界である。
餓鬼界
欲にとらわれ常に不満不足の念に満ちている境界。
畜生界
目先のことにとらわれて物事の道理をわきまえぬ愚かな境界、また強い者を恐れ弱い者をあなどる卑怯な境界。
修羅界
常に他人より勝ろうとする異常な嫉妬・競争心に満ちた境界。したがってこの修羅界には争いがつきものである。
人間界
「平かなるは人なり」との仰せのように、穏かで平和を愛し、道義をわきまえ、
父母・兄弟・妻子・友人を思いやるなど、人間らしい平らかな境界である。
天上界
「喜ぶは天」とのように、願いがかなって喜びに満ちている境界。
声聞界
理の探究に生きがいを感ずる境界。
縁覚界
世間の無常や飛花落葉などを見て、一種の諦観を持つ境界。
菩薩界
衆生を救わんとする慈悲の境界。
仏界
完全な人格者の意で，真理をよく理解して自分のものとし，迷界に下って衆生を救済する境界。

左脳・右脳の特色についてわかった事は、

左　　脳	右　　脳
・**情報処理**：情報を１つ１つ順番に処理する直列処理方式（必ず前のポイントを通らなければ左脳は次のポイントへは進めない） ・**記憶**：一定量を過ぎると、前の記憶を消さなければ 新しい記憶が取入れられない仕組みのため、忘れる事が必要 ・**役割**：言語中枢があるだけではなく、理論的な中枢、つまり、言葉を操るだけではなく、計算したり、理論を組み立てたり、すじ道を立てて物事を考えるといった理知的機能を果たすデジタル機能	・**情報処理**：全体として処理する並列処理方式（入手した情報を１つ１つの順番ではなく、イメージで処理するため、左脳に比べて大量な（差は100万倍と言われている）情報を処理できる） ・**記憶**：フォトコピーと言われ、あたかも写真やビデオに撮った様にして記憶され、ビデオ上映のように、早送りや、巻き戻しなどを自在に行うことができる ・**役割**：形や絵を判断するだけではなく、美しい風景に感動したり、音楽を楽しむといった感覚的感動的な役割をし、直感的判断や、新しい発想や創造といった分野にも活躍する喜怒哀楽や、人を愛し、神を信じるといった情念、すなわち感情をつかさどるアナログ機能

　以上のようなことです。この二つの特性をたくみに調和させ、相互連絡によって上手くバランスを保つようにすれば、その人間の能力は幸福作りに役立ちます。

　ところで、脳には140億ものニューロン脳神経細胞がありますが、そのうちどれが目で見たことを感じる細胞なのかはわかりません。ブレイン・マップ**Ａ図**で示した中枢は、長年の研究によってわかった事です。

　ニューロン脳神経細胞を拡大してみると、**Ｂ図**に示すように、一個のニューロンに樹状突起というトゲのようなものが無数に出てい

(5) 現代の脳科学（脳のしくみと能力の特色）

A図

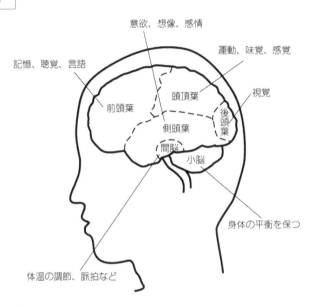

B図

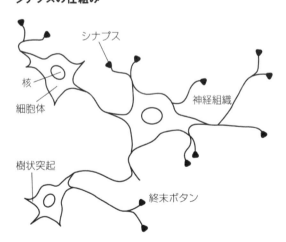

【タテ系列】

脳				説明
大脳	大脳皮質（新皮質）	前頭葉		言葉の中枢、創造力を司る
		側頭葉（海馬）		記憶の中枢、タツノオトシゴと言われる
		後頭葉		ものを見る中枢を司る
		頭頂葉		手足や皮膚などの感覚を司る
	大脳辺縁系（旧皮質）			感情・本能を司る
	脳梁			左脳と右脳をつなぐ橋
小脳	運動神経の中枢を司る			
脳幹	大脳基底核			
	間脳	視床	松果体	間脳を支配するもので ・アセチルコリン↓自律神経をコントロール ・セロトニン↓脳とα波、θ波をコントロール ・ドーパミン↓快身ホルモン ・メラトニン（生命エネルギー） 　↓ガンを防ぐ免疫力を強くする 以上のホルモンを分泌する
		視床下部	脳下垂体	体の感覚ホルモン、性腺を刺激するホルモン 甲状腺や副腎皮質などを刺激するホルモン
	中脳			小脳との連絡調整役
	橋（りょう）			脳髄と中脳をつなぐ橋
	延髄			脊髄への連絡役

【ヨコ系列】

脳梁		説明
	左脳	知識・言語・論理を司る
	脳梁	左脳と右脳をつなぐ
	右脳	意識・感情・完成を司る。見る、聴く、触れる、味わうの五感を司る

（5）現代の脳科学（脳のしくみと能力の特色）

ます。そのうちの１本は長くのびており、軸索と言われ、神経線維が伸びたものです。そして軸索は途中で何本かに分かれたり、その先端でまた無数に枝分かれしています。　各々の神経線維の端末は、断ち切られており、その先端はちょっとふくらんでいます。

　そのふくらんだ部分を終末ボタン、この接続部分をシナプスと呼びますが、１個のニューロンには数千から数万ものシナプスが付いています。

　このシナプスによって、ニューロン同士は情報連絡をとり合っていますが、140億ものニューロンのそれぞれは、数千から数万ものシナプスを持っているので、シナプスの総数はもとより、そのニューロンの伝達パターンはまさに、天文学的な数字となります。

　こうした複雑な情報伝達の仕組みによって、脳の高度で知的な営みは可能となっているのです。

　シナプスを拡大してみると、シナプスの先から電気刺激に似た、ホルモン系化学物質が分泌されて、ほかの細胞へと刺激を伝達しているのがわかります。そして、シナプスという接点によって情報を伝えていく仕組みとなっているのです。

　また、脳のある部分に損傷を受けたとしても、永久にその部分の機能が失われる訳ではなく、暫くすると、ある程度その機能は回復してきます。そして、すぐにまた、以前と同じような能力を取り戻すことができるという脳の特性は、実にありがたい事であり、同時に不思議なことです。

脳波と脳の状況

　脳の神経細胞はインパルスという電気エネルギーで働いています。

41

つまり脳波です。この脳波は脳の活動によって、次のように脳の機能と関連しています。

脳波の種類	機　　　　能
ベータ波 ＝ β波 14 〜 30 ヘルツ	ストレス波と言われ、日常の生活時や、仕事をしている時の脳波。 目覚めてから、あれやこれやと悩んだり、喜んだりしながら生活している時の脳波。
アルファ波 ＝ α波 8 〜 13 ヘルツ	リラックス波と言われ、心から落着いている状況で何かに没頭したり、ボーっとしている状況の時の脳波。この状況の時は、何事へも集中して力が注がれていて良く勉強できたり、仕事もうまくいっている。
シータ波 ＝ θ波 4 〜 7 ヘルツ	まどろみの状況。何となくボーっとし、しかし何かが意識されている状況で、いわゆるレム睡眠の状態。この時、特に脳内ホルモンが分泌され、新陳代謝が自然の状況にあり、右脳が活発になり、潜在意識にスイッチされる。 θ波は弘法大師空海やブッダの様に、何か宇宙の真理に目覚める時の脳波であると言われています。
デルタ波 ＝ Δ波 0.5 〜 3.5 ヘルツ	熟睡時の脳波。ノンレム睡眠の状況。

ニューロンの不思議

脳には２の10兆乗もの記憶容量があります

　いったい脳にはどれくらいの事が記憶できるのでしょうか。まず脳の中には 140 億ものニューロンがあります。そして、それぞれが数千本から数万本もの神経線維を伸ばし、シナプスを形成しているわけですから、仮にこのシナプスがコンピュータでいうところの一個の素子として考えた場合、ほぼ 2 の 10 兆乗という数字が出されます。

（5）現代の脳科学（脳のしくみと能力の特色）

　2の10兆乗という数字は、相当大きな数字を使い慣れている人でさえ、茫然とするほどの数字です。2を10兆回掛けるわけですから、1秒間に1回掛け算を行っても1万年間かけても終わらない程の膨大な数です。では、どのくらいの数かというと、信じられない事ですが、この全宇宙に存在すると思われる電子と陽子の数を足したよりも多いようです。

　電子と陽子というのは原子の構成要素ですから、原子の数もまた、何十倍、何百倍とあるので、その総数は気が遠くなる位、ほとんど無限に近いと言っていいでしょう。

　こんなに膨大な量のものを、大脳だけでいえば、1.5リットルにも満たない容積の、たった400グラムあまりの重さしかない脳ミソの中に、それこそ全宇宙に存在する物質より多くの数のものが詰め込まれているのですから、不思議と言わざるを得ません。

　これだけの物を詰め込んでおける脳の能力を、私達は生涯の間に、いったいその何％使いこなしているのでしょうか。ある専門的科学者によると、私達は脳が持つ能力の10％も使わないうちに死んでしまう、という説があります。

> 余りある能力を持つ脳を、もっともっと使いこなさなければ、それはまさしく『宝の持ち腐れ』であり、『生きているうちに頭は使え』という事です

④脳細胞のシステムは18歳前後で完成されます

　脳には140億個ものニューロンがあると言いましたが、この数は

天才でも凡才でも大差はないようです。

　アインシュタインでも、私達でも、同じ位のニューロンを持って生まれてくるのです。

　ニューロンは、胎児の頃は脳の中に空に輝く星のように点在しているだけですが、生れ落ちて呼吸をしたとたん神経線維を伸ばし始め、生後三ヶ月ぐらいの赤ちゃんのシナプスを作っていく速さは、何と一分間に約五万個といわれています。スヤスヤ無心に眠っているように見える赤ちゃんの脳の中では、世界中で行われている電話線工事よりも多くの、神経情報システムの建設工事がすさまじい勢いで進められているのです。

　こうして脳の情報システムは進められ、14 〜 15 歳ぐらいでは、80 〜 90% もの工事が終了し、17 〜 18 歳、あるいは 20 歳で脳はほぼ完成します。

　そして驚く事に、それ以後は 1 日に 10 万個ものニューロンが死んでいきます。つまり、こうしている間にも私達の脳細胞は、豆電球が消えていく様に無くなっている訳です。これはとんでもない数であり、私達が 80 歳まで生きたとすると、20% ほどが無くなっているのです。

　昔は脳のシワが多いほど優秀であるとか、脳が大きくて重いほど頭が良いなどと言われた時期もありましたが、今日ではそうした説は全くナンセンスと考えられており、実際、古来の有名な科学者や芸術家の脳の重さを計ってみますと、常人より軽かった例はいくらでもあります。

（5）現代の脳科学（脳のしくみと能力の特色）

⑤必要な情報だけを選び出す、すばらしい脳の選択能力の不思議

　例えばラジオは放送局からの電波をとらえ、それをスピーカーで流すわけですが、私達の生活空間には各種の電気的雑音が存在します。テレビの電磁波や、冷蔵庫のスイッチ、外を通る車のプラグ、雷など、ありとあらゆる電気的刺激が、放送局の電波を乱してしまうので、純粋な電波をとらえる為には検波が必要になります。いろいろな電波の中から目的の電波を探し出し、しかも各種の雑音をおさえる為に各種の電波をふるいにかけて、美しい純粋な音を取り出します。

　脳も同じように、外界からありとあらゆる感覚的刺激を受取っています。目で見たり、耳で聞く時にも、たくさんの不要な情報が入っており、それを整理し、脳が情報を受取ることができる様に一種のフィルターの役目が必要になります。それがシナプスで、どのような仕組みであるかはまだはっきりしていませんが、いくつものシナプスを経由し、複雑な経路をたどる事で脳は必要な情報を選び出しているらしいのです。

　例えば、私達は騒がしいパーティ会場で話していても、遠くから友人が『あら～、○○さん』と呼びかければ、脳は見事に周りの音を消して、あらゆる音の中からその声を選び出します。また、あるものを見たい時、目は自動的に焦点を見たいものへしぼりクローズアップしてくれるばかりか、その他のいらない視覚的雑音もやはり消し去ってくれるのです。（カクテルパーティ効果）

　そうした不思議な選択能力を脳は持っており、あらゆる情報を自動的に調整して、必要、不要に選り分けて自由に使いこなしている

のですから、すばらしい能力と言わなければなりません。

　こうした自動調整能力こそ、人間独自のものであり、今日開発が進むコンピュータでも足元には及ばないほどの能力を私達の脳は持っているのです。

（6）脳力の特性分析が測定できるヒューマンセンサーと脳力特性の内容

①ヒューマンセンサーとは

　これまで右脳的か左脳的かを判断する各種の筆記テストなどが見受けられましたが、やはり筆記型の人為的テストですので、そのときの心身の状態によっても変わってきますし、意識的に変えることもできます。

　そこで開発されたのが「ヒューマンセンサー」という機械で、脳の働きがコンピューターによって明確に示される画期的な機械です。

　使い方は指先にクリップのような電位差を測るセンサーを取り付け、質問形式の各種テストに答えていくだけで、その人がどのような思考パターンをする傾向があるかがわかります。

　人間の脳の活動状態というのは、皮膚下の細胞の電位変化として測定できます。脳からの情報を中枢神経系によって受け取った皮膚下の汗腺細胞は活動状態に入りますが、その際、細胞の形質膜に変化が生じます。その形質膜の変化が、指先の皮膚の下を通る微弱電流にさまざまな電気抵抗を与えるので、それを電気反応として捉え、測定するわけです。

　電気反応をデジタル信号に変え、コンピューターに送り込み、数十分後にはその測定結果が得られるという、まさに画期的なものです。

　これまで10万人近くの人々がテストを受け、その結果を集計し分析していますが、「ヒューマンセンサー」によって得られたデータを見てみますと、私たちがこれまで考えてきた右脳と左脳の思考

パターンの差異が、数学的に、客観的に、実証的に合致していることに驚きます。

　この「ヒューマンセンサー」は現在活用されており、データ通信を利用した全国ネットワークで、どこからでも情報が送られるようになっています。この機械による活用方法は、まことに可能性に満ちているといえましょう。

　ヒューマンセンサーによる思考パターンの測定は、単に右脳的思考型であるか、それとも左脳的思考型であるかというのを判定するだけではなく、単一のことがらに集中して思考するタイプか、または複数のことがらを同時的に集中して思考するタイプであるか、とういうことまで測定できます。

　つまり右脳的か左脳的かという分け方ではなく、物事を一点に集中して思考するタイプか、複数のことがらを集中して思考するタイプであるか、にも分類しています。

②右脳思考型と左脳思考型

　手に右利き左利きがあるように、脳にも「利き脳」があります。たとえば次のようなことは、日常生活でよくあることだと思います。

「彼は先見性は抜群だが、統計的な分析力に弱い」
「ひらめきはないが、言語能力は人一倍優れている」
「彼女は両方とも優れている」

　こうした性向は、まさに各人が右脳あるいは左脳、または両脳に頼っている、つまりは「得意な脳」で思考しているという証拠です。

（6）脳力の特性分析が測定できるヒューマンセンサーと脳力特性の内容

　あなた自身の脳の使い方を知ることによって、各職種への適性度や今後の方向性を把握することができます。

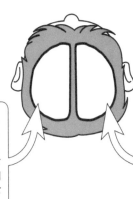

左脳的思考型
（理屈に頼りやすい）
・順序立てて考える
・組織に順応しやすい
・几帳面である
・知的な仕事に向いている
・現実処理が巧みである
・発想はデジタル型

両脳型
時と場合に応じて、右脳・左脳を使い分ける

右脳的思考型
（感覚に頼りやすい）
・想像力がよく働く
・直感力がよく働く
・形を認識する能力がある
・距離感覚が優れている
・全体の印象をすばやく掴むのがうまい
・発想はアナログ型

計算、命令、分析、管理、実証、分類、計画、定義、記憶、会話、記録、統制、報告書作成、組織化など、左脳的な作業を自然な感じで実行に移せるタイプ

世話、操作、配布、奉仕、加工、観察、塗装、修理、発見、組み立て、装飾、取り付け、創造、測量、革新、農業など、右脳的な作業を自然に実行に移せるタイプ

③一点集中思考型と複数同時集中思考型

　人間の性格や能力は人それぞれ大脳の使い方、癖であることがわかっています。右脳、左脳または両脳といった利き脳による傾向の他に、集中の傾向も個人差があり、これが個々人の特徴を作っているということもわかりました。

　一点集中思考型とは、興味の対象の間口は狭いが集中力が持続するといった、学者的な集中力を持つタイプです。逆に複数同時集中型とは、興味の対象間口は広いが奥行きが浅い、営業マン的集中力を発揮するタイプです。振り分け集中思考型とは、一点同時集中と複数同時集中を時と場合によって使い分けることのできるタイプで

す。この３つの集中傾向の違いによって、仕事の仕方なども変わるのです。

一点集中思考型
（集中力の仕方、興味の対象は狭いが持続力がある）

・凝り性である
・没頭しやすい
・静かなムードの中で力を発揮しやすい
・忍耐力がある
・内燃的である

振り分け集中思考型
一点同時集中と複数同時集中を時と場合によって使い分ける

複数同時集中思考型
（集中の仕方、興味の対象は広いが持続力がない）

・忙しく神経を使う
・広く浅く処理する
・賑やかなムードの中で力を発揮しやすい
・感受性が強い
・外燃的である

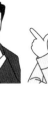

研究肌　　気配り上手

凝る、没頭する、こだわる、静かなムードを好む、不快感を抱くとムッとするなど、いずれかの思考パターンや行動パターンを自然な感じで実行に移せるタイプ

忙しく神経を使う、広く浅く神経を使う、視野を広げて神経を使う、穏やかなムードを好む、不快感を抱くとカッとするなど、いずれかの思考パターンや行動パターンを自然な感じで実行に移せるタイプ

　次の図は左脳的思考型、右脳的思考型、一点集中思考型、複数同時集中思考型を４つの傾向を座標にとり、どの部分に該当するかを示しています。そして、基本的に９つのタイプに分け、ＡＣ・ＢＣ・ＣＢ・ＣＡについては、さらにそれぞれのａ型・ｂ型と、２つに分割しています。

(6) 脳力の特性分析が測定できるヒューマンセンサーと脳力特性の内容

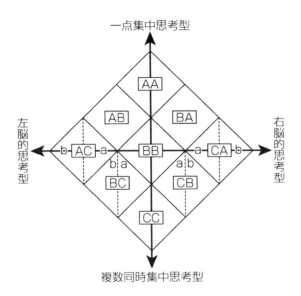

ＡＢ型	両脳的思考だが、やや左脳寄り一点集中思考型
ＡＣ型	a＝両脳的思考型 b＝左脳的思考型 一点集中思考型、複数同時集中思考型の両方を行う
ＢＣ型	a＝両脳的思考型 b＝両脳的思考型だが、やや左脳寄り複数同時集中思考型
ＡＡ型	両脳的思考型 一点集中思考型
ＢＢ型	両脳的思考型 一点集中思考型、複数同時集中思考型の両方を行う
ＣＣ型	両脳的思考型 複数同時集中思考型
ＢＡ型	両脳的思考型だが、やや右脳寄り 一点集中思考型
ＣＡ型	a＝両脳的思考型だが、やや右脳寄り b＝右脳的思考型 一点集中思考型、複数同時集中思考型の両方を行う
ＣＢ型	a＝両脳的思考型だが、やや右脳寄り b＝右脳的思考型 複数同時集中思考型

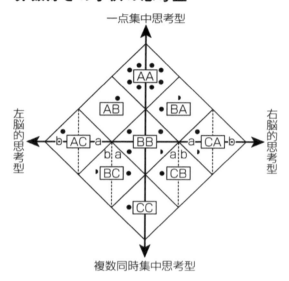

　座標の右であればあるほど典型的な右脳タイプで、左に寄るほど左脳タイプ、中間に位置する人は両脳型と見ていきます。

　ある小学校6年生の生徒500名を対象として行った調査を見てみると、500名中算数が好きな子供、あるいは得意とする子供を対象とした調査では、やはりどちらかというと左脳がかっていて、一点集中思考型が多く、やや右脳がかった子供はいましたが、極端な右脳型は1人もいませんでした。(図中の「・」は分布を表わしています)

(6) 脳力の特性分析が測定できるヒューマンセンサーと脳力特性の内容

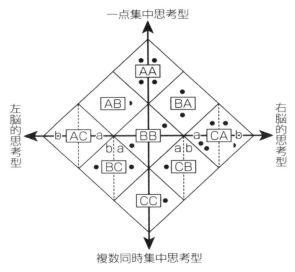

　図工が好きな子供の結果を見てみます。やはり図工が好きな子供、得意な子供というのは圧倒的に右脳型に偏っていました。右脳がかった両脳型、および右脳型の子供が図工を得意とするのは当然であり、脳のタイプと得意とする能力の特徴がよく表れている例だと思います。

　図工といったものは理屈ではなく、あくまでパターン認識、絵画的・立体的認識力が不可欠な要素であり、右脳の持つ能力を駆使しなければならないので、そうした子供のほうが好きになるのは当然と思えます。

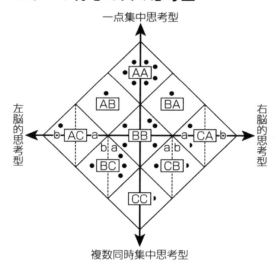

　スポーツが好き、あるいは得意とする人を対象に調査した結果は、極端な右脳、左脳ではなく、両脳型の人がスポーツ好きで、得意としていることがわかりました。
　スポーツはパターン認識や、直感力といった脳力が要求されると同時に、勝敗のためには理論的判断、計数的能力も必要となるので両方の能力を備えた人は、スポーツが得意となるというのもうなずけます。
　集中思考型も比較的均等に分布しており、どちらでなければならないということにはなりません。

(6) 脳力の特性分析が測定できるヒューマンセンサーと脳力特性の内容

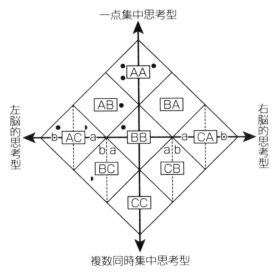

　反対にスポーツが嫌いで不得意と答えた人の調査では、左脳型の人が多く、右脳がかった両脳型、極端な右脳型の人はひとりもいませんでした。
　やはりパターン認識力や直感力という右脳型の能力に多少劣る左脳型の人は、スポーツが不得意となってしまうのもやむを得ないものと思われます。
　したがって、そうした能力を備えた右脳型の人が、スポーツを嫌いになることはないといえるでしょう。

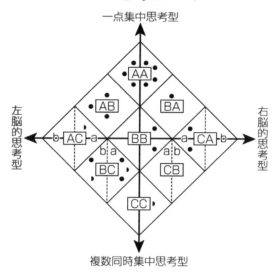

　音楽や楽器の演奏が好きな人、得意な人の例を見てみます。
　好きと答えた人が、思考型はほぼ均等に分布しており、どのタイプが好きになりやすいとは言えませんでした。しかし、一点集中思考型の人が多いというのは、音楽を聴き取ったり、演奏したりするには、そのことに集中する能力が必要なので、1つのことに熱中しやすい、一点集中思考型の人が得意となりやすいのは当然のことといえます。また、どんな人でも音楽を好きになることができるという意味で、興味深い結果といえましょう。

音楽大学ピアノ科の人の例

一点集中思考型

左脳的思考型 — 右脳的思考型

AA
AB　BA
b AC a　BB　a CA b
b a　a b
BC　CB
CC

複数同時集中思考型

　音楽については、ある音楽大学ピアノ科の学生をテストして得られたデータがあるので、参考に示しておきます。

　上の図がそうですが、やはり左脳に頼りすぎるタイプ（AC-ｂ型）は一人もおらず、全体として両脳型あるいは右脳寄りの傾向が見られます。興味深いのは、複数同時集中思考型に比べ、一点集中思考型が圧倒的に多いことです。
　ピアノを弾くという動作が集中力を必要とし、音の世界に没頭していかなければすばらしい演奏も不可能になるため、当然一点集中思考型が多くなるものと見受けられます。

④ヒューマンセンサーを活用した脳活性

　ヒューマンセンサーによって人間をタイプ別に分類し、性格を分析してみることがどのように活用でき、また活用されるべきかを考えてみると、ヒューマンセンサーの測定によって得られるデータはあくまで判断資料としてのものであり、機械が人間を判断している訳ではありません。得られたデータを基に、人が自分のためにどう役立てるかを判断すべきことです。このことは機械と人間との関係性と同じことです。

　我々人類は右脳も左脳もともに優秀な能力を有し、人間が生きていく上でこの能力は不可欠なものです。どちらが優秀で、どちらが劣位というものではありません。

　人それぞれが違った性格と個性を有しているように、脳の使い方も人それぞれです。その特徴をよく見て、自分の適性に合致した能力開発を進めることが大切だと思います。

　ただ、今まで左脳だけが重視される傾向社会において、右脳の特性が十分に評価されていないため、さまざまな問題が生じてきています。そのことを是正するため、またそれを解決するための1つの方法といえます。

⑤脳のタイプ特徴と仕事

「天職」という言葉があるように、自分の生まれつきの性質に合った職業に就くことができるとしたら、その人の人生の大半は充実した、意義あるものとなるでしょう。

　自分のタイプを知り、適性に合致した職業を選ぶことは人生の幸福につながります。しかし現実には、会社に入ってみたものの自分に合わないとか、人間関係がうまくいかないなど、さまざまな原因

から離職していく場合も少なくありません。今日、数多くの転職情報が出版やインターネットを通じて出され、簡単に転職していく状況が見られますが、転職が必ずしも本人にとってプラスになるとは限りません。また、不幸な人はさまざまに転職を繰り返すということにもなります。

こうした人たちの中にはその人が本来持って生まれた性質を無視した、つまり適性に合わない職業を選び取ってしまった、という場合も少なくないのではないかと考えます。

⑥職業によって異なる思考適性

職業によって、明らかに適性思考傾向があります。

豊かな発想や独創的な企画力が要求される職業では、やはり右脳タイプの人たちが必要とされ、計算能力や論理性が必要な職業では、どうしても左脳タイプが必要とされます。また、顧客相手の仕事や教育的仕事に携わる人は、どちらにも偏らない両脳型の人が適しています。

さらにまた、左右脳のタイプだけではなく、集中思考のタイプによる職業的適性があります。

たとえば、1つのことに没頭しやすく、内燃的で忍耐強い一点集中思考型のタイプの人は、やはり警察官とか、企業の明日を担っている研究や開発部の人たちの場合に多く見られます。

人間は自然に自分のタイプを知っており、そうした適性に合う職業を選び取っているのだと思いますが、また同時にそうした職業に身を置くことで、さらにその特徴が磨かれ、強まっていくといわれます。

⑦脳のタイプと人間関係の活かし方

　夫婦にも相性があるように、職場の部下と上司との間にも相性に似たものがあります。個々の特性が上手く調和し、補い合い、すばらしいハーモニーが保たれれば業績は伸びるでしょうが、お互いに反発し合い、けなし合うというような人間関係がガタガタな職場では、当然効率も悪く業績も落込んでしまいます。人間関係というのは決して決定的なものではありません。うまくいっている夫婦をみると、まるっきり正反対の性格をしている同士が案外多いものです。まさに陰陽、プラスとマイナスという具合にお互いの足りない部分を補い合い、自分とは違っている点に魅力を見出して夫婦生活を送っています。相互理解が可能であれば、特性の違いは問題になりません。

　しかし、生理的に合わないという部分もあるわけで、どうしても相手が理解できない、好きになれない、ついて行けない、ということになると人間関係も溝が深まり、誤解が感情的な面にまで及んで、ついには破綻してしまいます。夫婦であれば離婚であり、職場では退職という結果になってしまいます。こうした生理的特性も、左右脳のタイプの違いから生み出される場合も多いと考えられます。望ましい人間関係、あるいは人間関係がうまくいかなくなる構成というのも見えてきます。

（6）脳力の特性分析が測定できるヒューマンセンサーと脳力特性の内容

思考パターン別の適職一覧

思考パターン	習熟しやすい仕事	多少の努力では習熟しにくい仕事
AB 型	財務、経理、積算、電算、検査、審査、融資、金銭管理、商品管理、人事、研修教育、労務、技術、営業、販売、企画、開発、情報、調査、催事担当	オリジナル商品の開発独創的なデザイナー
AC-a 型 BC-a 型 CC 型	広報、業務、貿易、情報収集、開発、秘書、海外事業、催事担当、営業、販売、接客サービス、観光事業、企画準備、手配、収集、集配、教育	「個室で一人作業的な仕事」ピンホールに糸を通すような細かい神経を使う仕事、緻密さ、精密さ細かさを要求する仕事
AC-b 型	経理、積算、電算、財務、金銭管理、商品管理、購買仕入、資材管理、業務、生産管理、技術、技術管理	企画、開発、デザイナー、設計、測量、サービス業、農水産物栽培養殖事業、歩合制訪問販式営業、美術工芸の制作、ベンチャービジネス
BC-b 型	業務、購買仕入、厚生、労務、手配、研修教育、販売、積算、検査、管理、催事担当	オリジナル商品の開発、キーオペレーター、デザイナー、設計、測量、手工芸、細かさ・精密さ・緻密さを要求する作業
AA 型 BB 型	総務実務、調査、情報、秘書、企画、開発、研究、技術、広告、文化的事業、海外事業、観光、営業販売、手工芸、運輸、催事、教育	同時処理的な仕事、騒々しい雰囲気の中で全方位的に気配りするような「モグラたたき」的な仕事
BA 型 CB-a 型	企画、開発、研究、特許、設計、美術、工芸、デザイン、運動用品、運輸、料理、農水産事業、観光事業、整備、積算、審査、営業販売、情報、調査、教育、催事担当	経理事務に代表されるように同じことを毎日繰り返す仕事、厳しく管理する仕事
CA-a 型 CA-b 型	企画、開発、農水産事業、飼育、設計、デザイナー、広告制作、美術、造形、加工、修繕、創造的仕事	法律関係、金融関係、経理関係、毎日同じパターンを繰り返す仕事、技術開発の仕事、営業、システムエンジニア、キーオペレーター
CB-b 型	農業水産事業、催事担当、企画準備手配、ファッションの企画、観光、美術、造形、加工、デザイナー	法律関係、金融関係、経理関係、毎日同じパターンを繰り返す仕事、緻密さ・精密さ・細かさを要求する仕事、キーオペレーター

61

（7）空海（仏教）の教えと現代脳力開発方法

①心をクリーンにしコントロールする方法
クリーンな心にする浄息法

　現代社会は、ストレス社会とも言われています。また、とにかく
情報が多く、スピードが速い時代です。
　我々は、なぜこんなに速い事を好むのでしょうか。いや、好んで
いなくても何かそうしなければならない様な状況やムードがありま
す。人より先に何かを行うこと、人より早く出世すること、人より
早く仕事をすること、早く目的地へ行くため飛行機や新幹線を使う
といった具合に、何が何でも早くする社会です。
　ファーストフードもそうです。吉野家、マクドナルドなどは典型
的です。早いほうが得をする、遅ければ損をするように思っている
のではないでしょうか。そのため、いつも何か忙しい気持ちがあり、
ゆとりはありません。休みの日なども「休みだから、何かをしなけ
ればならない」等と思い、振り返る事は少なく、前へ前へ、先へ先
へとばかりに意識が行ってしまっている、こうした生活状況は我々
の心や身体を休ませる事はなく、絶えず緊張状況に置いているので
す。
　つまり、頭の中の状態はいつも β 波といった状況なのです。β 波
状況では、左脳が頻繁に働き、あれやこれやと考え、計算し、右脳
はあまり働かない状況です。つまり、楽しさを喜び、悲しみ、安らぎ、
癒しといった感情が働かず、心は休まらない状況になります。そし
てこの状況がまさに、ストレス状態なのです。

（7）空海（仏教）の教えと現代脳力開発方法

　我々は、ストレス状態が長く続くと脳内ホルモンの分泌は悪くなり、自律神経にバランスを欠き、食欲を無くしたり、過食になったりします。さらに、動機やめまい、不眠症なども起こります。この症状が、世に流行している自律神経失調症なのです。

　更に詳しく言えば、自律神経には五つの経路があります。消化器系・呼吸器系・循環器系・免疫系・ホルモン系です。

　ストレス状況が長く続き、自律神経がひどく病んでくると免疫系やホルモン系に支障をきたし、病気になり易くなります。また病気になっても回復しにくくなるのです。癌の原因はストレスと言われるのもこの為です。免疫系やホルモン系が悪くなると癌細胞のスイッチが入ると言われています。これほどまでにストレスの影響を受けるのです。

　α・θ波の環境作りは、β波のストレス環境から抜け出すための方法です。なぜならα・θ波環境は、心と体のリラックスした状況を作り出し、自律神経の五つの経路も自然の状態に戻り、その人らしい状況を作り出します。そのために新陳代謝も円滑に行われ、疲れも取れるのです。

②α・θ波状況とは？

　ではα・θ波環境とは、どのような環境かと言いますと、それは、心も体も「ぼーっ」としている状況や没頭している状況です。「ぼーっ」としている時と没頭している時の脳波を測定すると、α・θ波状況になっていることがわかります。「ぼーっ」としている状況とは、お風呂に入ってゆっくりしている時、眠る前に目を閉じ、何か楽しい事を思い浮かべている時、そして朝目覚める前のまどろ

63

みの状況の時などです。没頭している時は、何か好きな事に夢中になって時間を忘れている時です。好きな絵を描いたり、音楽を聴いたり、恋人といる時はあっという間に時間が過ぎてしまいます。こうした時には、脳内ホルモンがよく分泌され、心身ともに自然になっている状況です。

　ストレス社会を脱出して、のんびりと無人島で暮らす事などできません。したがって、$\alpha \cdot \theta$波環境を自ら生活のリズムとして取り入れることが必要です。つまり、仕事をする時は好きになって仕事をすること、「仕事が好きだ、好きだ」と言葉にすることです。

　好きな事には脳内ホルモンが分泌されます。つまり、没頭できるのです。何をするにしても好きだと言って取り組むことです。また、疲れた時には必ずお風呂へ入ることです。何もしないで「ぼーっ」とする時間を、５分でも持つことです。何もしないで目を閉じて、呼吸を整えること（浄息法）だけで、充分に$\alpha \cdot \theta$波の状況は作り出せます。電車の中でも、いやトイレの中でも、嫌なことやストレスを感じたら行ってみてください。

　そしてさらに、朝の目覚めの時には少しゆっくりとまどろみを楽しんでみてください。

浄息法　浄息（ゆっくりとリラックスして呼吸する）→浄体（体がリラックスして楽になる）→浄脳（脳波がα波状況になりストレスを感じなくなる）→浄心（心が自然になり心のエネルギーが増加する）→浄行（自の心に思った行いが素直に行動に出る）→能力

　自分にとってのα波環境でゆっくり呼吸を整えて下さい。

好きな場所・時間	ゆったりできる場所・時間	楽しく過ごせる場所・時間

③読経・写経法

般若心経読経法

　般若心経をゆっくり息を整えて何度も声に出して読み上げます。

　すると、だんだん心が落ち着き、気持ちが無心になり安定しクリーンになっていきます。

仏説摩訶般若波羅蜜多心経 （般若心経）

観自在菩薩　行深般若波羅蜜多時

照見五蘊皆空　度一切苦厄　舎利子

色不異空　空不異色　色即是色　空即是色

受想行識　亦復如是　舎利子

不生不滅　不垢不浄　不増不減

是故空中

無色無受想行識　無眼耳鼻舌身意

無色声香味触法　無眼界乃至無意識界

無無明　亦無無明尽　乃至無老死　亦無老死尽

無苦集滅道　無智亦無得　以無所得故

依般若波羅蜜多故　心無罣礙　無罣礙故

無有恐怖

遠離一切顛倒夢想　究竟涅槃　三世諸仏

依般若波羅蜜多故　得阿耨多羅三藐三菩提

故知般若波羅蜜多　是大神咒　是大明咒

是無上咒　是無等等咒　能除一切苦　真実不虚

故説般若波羅蜜多咒　即説咒曰

羯諦羯諦　波羅羯諦　波羅僧羯諦

菩提薩婆訶　般若心経

般若心経写経法

　般若心経の本文台紙の上に写経用紙を置き下記の写経諸法に従い心をこめて、ゆっくりていねいに文字を一字一字写書する。

　すると、だんだん心が落ち着き、気持ちが無心になり安定しクリーンになっていきます。

一、まずお水で口をゆすぎ、手を洗い、自分自身を清潔にします。

二、手を合わせ「南無大師遍照金剛」と七回唱え、お大師さまに感謝し、心を清潔に整えます。

三、立義分写経手本を下敷きし、写経用紙を重ね、筆を取ります。

四、深呼吸をし、呼吸を整え、一字一字に集中し、急がず慌てず、丁寧に経を写し書きしていきます。

五、途中で間違えたり失敗した時は、もう一度始めから新しい写経用紙に書き直していきます。

(7) 空海（仏教）の教えと現代脳力開発方法

六、最後の経文字まで、願い事と日付、自信の住所、名前を書きます。
七、すべて書き終えたら、自分の書いた写経の文字を一字一句よく読み、良く書けた自分を褒めてあげて下さい。
八、立義分の写経により、お大師さまの心に入り、また、お大師さまが自分自身の心の中に入って下さったことを感じ、お大師さまと一体となった事を感謝しましょう。
九、最後に「南無大師遍照金剛」と七回唱え、合掌しましょう。
十、書き上げた写経用紙は、寺院から朱印を頂き、寺院に奉納するか、自分で持ち帰り大切にしましょう。

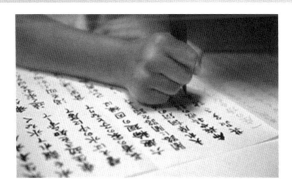

（8）真理にもとづいた八正道法

①正見法（振り返り気付法）

　正見法は、物事に対してあらゆる角度からよく見て考え、一つの
考えや偏った見方に偏ることなく総合的に分析し、見解をまとめる
脳力開発方法です。現代社会でこの正見法の脳力を開発するための
一つの方法に「振り返り気付法」があります。「振り返り気付法」
の仕方をよく理解し、振り返り気付パワーシート例を参考にして実
践して下さい。

　何をするにしても、我々は心と意識によって脳の働きが左右され、
心と意識がはっきりと整理され、泰然としていない限り、考えや行
動は散漫になってしまいます。それほど心と意識は、我々が生きる
のに大切なエネルギー基盤と言えます。

　では、心と意識はどの様にしたら自分の思うようになるのでしょ
うか。今日、世の中は急変しています。従来の考え方、生き方だけ
ではうまく乗り切る事はできません。特に、政治やビジネスの分野
ではそれが顕著です。そのため意識改革が叫ばれていますが、なか
なかうまくいきません。意識が変われば、何事も上手にいくと言わ
れている割には、どのように意識改革をすれば良いのか、その方法
論はあまり明確ではないようです。

　そこで少し考えてみますと、過去において自分自身が変わった、
また変えなければならなかった時、なぜそのようにできたのか、を
振り返ってみると良く分かります。実は我々の心と意識が一番変化
するのは、教えられた時でもなく、何かに強制された時でもありま

せん。それは自分で何かに「気がついた」時です。「気づき」により、「ああ、やっぱりこうする方が良いんだ」「こうしてはいけないのだ」と、何か天の声のように気づかされた時、はっとして心と意識に大きな変化をきたします。

「気づく」と心がクリーンになり「意識」が変わり、意識が変わると「考え」が変わります。そして、考えが変わると「行動」が変わり、行動が変わると「結果」が変わります。そして最後に結果が変わると自分や他人に与える「影響」が変わります。これを「気づきによる好循環活動」といいます。つまり、心と意識を変えるのに必要なことは「気づき」なのです。その気づきに必要な事が「振返り」という事なのです。

　我々は毎日忙しく明日を見ています。そして将来を追いかけています。しかし、明日や将来のみを思っていたのでは、必要な気づきはなかなか生まれません。今日、昨日を振返るようにすると、すっと何かに気づくのです。なぜなら我々の意識は、毎日毎日忙しく働き疲れます。また、嫌なことやつらいこと、失敗したことなどがいろいろと重なり、汚れてもきます。そこで一日を振り返ることで心と意識の掃除ができ、クリーンになります。
　すると、また何かに気づかされるのです。

　我々は、成功を求めがちです。成功からいろいろと学ぶ事もできますが、心と意識を変えるほどの「気づき」は生まれないような気がします。成功よりもむしろ「失敗」や「苦い経験」から我々はいろいろと気づかされているのです。「失敗」や「苦い経験」から気

づいた事は、しっかりと心と意識に刻まれ、心と意識は変化します。
我々は、成功から方法を学び、失敗から必要な心と意識が目覚める
のです。

　何事も振返り、気づけば今までの事はすべてプラスに転換され、
将来大きなパワーとなります。まるで古代遺跡の発掘をしたかのよ
うに、今までとは違った認識ができるようになります。
　これこそまさしく、自分らしい生き方の発見と自己成長の鍵とな
るのです。

自分を変える気付きパワーシート

| 今日・昨日を振り返る | （何か学んだことはなかったかなあ……） |

↓

| 何かに気づく | （友人の勉強ぶりが変わった） |

↓

| 意識が変わる | （自分も頑張らなくては……） |

↓

| 考えが変わる | （勉強にきちんと目的を持とう！） |

↓

| 行動が変わる | （毎日勉強したことで、大切なポイントをノートにしよう！） |

↓

| 結果が変わる | （大切な事がよくわかるようになった。勉強がおもしろくなった‼） |

↓

| 影響が変わる | （先生からの評価が上がった。勉強に自信がついた！） |

（8）真理にもとづいた八正道法

振り返って気付いた事	重要な理由	今後どうするか	自他に与える影響

②正思法（ソリューション思考法）

1.ソリューション思考とは

　正思法とは物事に対しあらゆる角度から分析を行い思考し判断し、どの様にしたら良いかを計画する脳力開発方法です。現代社会で、この正思法の一つとして「ソリューション思考法」があります。「ソリューション思考の方法」をよく理解し、アイデア対策思考シート、原因対策思考シートをまとめ、アイデア対策思考と原因対策思考の両方を考え新たな総合的対策を考えてみましょう。

　我々はある問題がおきたとき、思考ステップによってこうも異なる判断をし、行動や結果に影響を及ぼすものかと思います。

　次の事例で、この事を明確にしたいと思います。

　典型的なサラリーマン家庭があります。パパとママには可愛い幼稚園の息子Ａ君がいます。

　今の時代ですから景気は悪く、会社でリストラが断行される中、パパは必死で働いています。

　リストラのため、社員の数は少なくなってしまったのですが、仕事の量は減るどころか、増えています。そのため、帰宅時間は、毎晩午前様に近い状況です。ママはＡ君を幼稚園に送るため、Ａ君と一緒に早く寝てしまいます。よってパパとママは一緒に食事をとることが少なく、会話も少ない状態です。ママは毎日、子育てや家事でいろいろな事があり、パパに愚痴を聞いてもらいたいのですが、そうもいかず、いつも悶々としています。パパも毎日忙しく、帰りが遅いため疲れています。

（8）真理にもとづいた八正道法

　こんな状況を想像してみてください。この状況が長く続いて、ママはかなりのストレスでA君にまで影響が出始めました。さて、あなたがパパだったら、どう対処しますか？

a.アイディア対策思考の場合　⇒　何かを良くするには、どうしたら良いかを考える思考法
　ママはストレスで、イライラ不機嫌なため、ママを何とか喜ばせよう。
　そのためには、ママが好きな指輪をプレゼントすれば、ママは大喜びし、機嫌が直り、ストレスは収まるだろう。

b.原因対策思考の場合　⇒　何がストレスの源になっているのか原因を考え、対策をたてる思考法
　ママのイライラの原因は、パパの帰りが遅く会話ができないためだ。したがって、週に一度でもよいから、残業は無しの日を自分の努力で作り、早く帰り、家族で一緒に夕食をとり、ママの話を聴こう。
　a.b.の違いは、物事に対する思考方法が180度も違った行動と結果をもたらす事を意味しています。
　さてあなたは、a.の思考を取りますか、または、b.の思考を取りますか？
　a.のタイプは営業型の人が多く、b.のタイプは管理型の人が多いようです。
　実はどちらも必要なことと考えられます。短期的にはa.で対処し、すぐにでも良い解決をする必要がありますが、a.だけでは長続きはしません。したがってb.で長期的な対処をすると良いと思われます。
　いずれにしても、テーマや問題に対して現状をよく見極め、2つ

73

アイディア対策思考シート

クレーム、トラブル、問題に対して即時解決が求められる場合、対処するアイディアを考えましょう。

問題点	方　法 （どうしたら良くなるか）	

（8）真理にもとづいた八正道法

具体的改善	期待される効果

アイディア対策思考シート

問題の原因を、①与えた影響に対する対策と、②与えた原因に対する対策 の両方を考え、総合的原因対策を考えまし

問題の内容	原　因	①与えた影響
		② 再発防止対策

(8) 真理にもとづいた八正道法

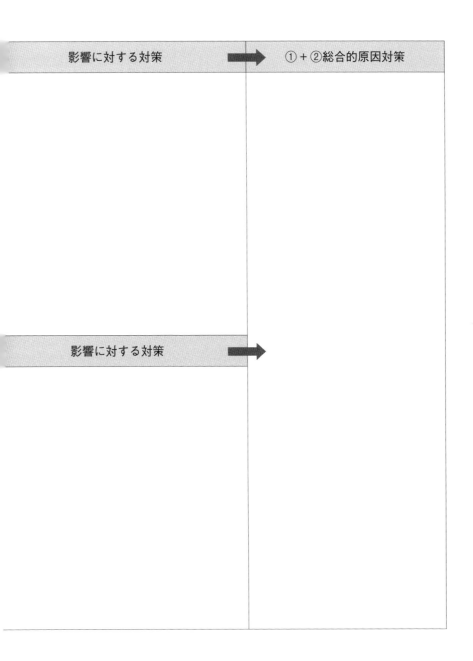

の思考法を修得していく事で、脳力を高めることができます。

　人生は誰にとっても難問続きです。いかに難問に立ち向い、解決していくかが脳力開発と言えます。

　それでは、あなたの抱える問題について、原因対策シートとアイディア対策シートを使って考えてみましょう。

　そして、アイデア対策思考と原因対策思考とを統合し新たな第３の思考（弁証法的思考）により、TPO に応じて対策を考えるのが正思法と言えます。

③正語法（1.プラス言語法　2.社会コミュニケーション法）

　正語法とは自分にも他者にもクリーンな心で分かりやすく、言語、態度で表現する脳力開発方法です。現代社会では、この正語法の方法として「プラス言語法」と「社会コミュニケーション法」があります。
「プラス言語法」と「社会コミュニケーション法」の二つをよく理解し「プラス言語シート」「社会コミュニケーション力分析シート」「アクティブリスニングチェックシート」「アクティブトークチェックシート」をよく考え実践し、総合的な正語脳力を開発しましょう。

　人間社会では、様々な知識や能力、スキルが必要となります。例えば仕事を遂行する上で必要な専門知識、自社の商品知識やお客様に関する知識、問題解決能力や情報分析力、企画力、積極性や向上心、行動力や協調性などなど、実に様々な能力やスキルが求められます。

　しかし、例えどんなに仕事の知識や能力が備わっていても、コミュニケーションが下手であったり、コミュニケーションの仕方に問題があると、うまくいきません。

　なぜなら知識や能力・スキルは、すべて人（顧客や職場）に対してコミュニケーションされて、はじめて仕事の成果となるからです。いくら良い仕事をしても、顧客や職場に仕事の成果が届かなければ、何の価値もないのです。この例でも分かるように、円滑に対人関係をつくり、人に対して様々な事を伝達し、共有していく正語法が最も大切と言えるのです。

1.プラス言語法

・人間は言葉の動物

　我われ人間（ヒト）は、言葉の動物です。人間（ヒト）が他の動植物と決定的に違うのは、言葉を発明し、それを進化させたからです。言葉によって物事を数え、言葉によって子供を育て、言葉によって意思や思いを伝え、言葉によってお互いに理解しあい、我々は人間社会を作りだしました。民族学的にも同一民族では言語が共通であるからこそ、お互いに理解でき、誤解が生じることも少ないのです。しかし、他の民族の場合は、その環境、歴史的な背景が違うため、同じ"愛（ＬＯＶＥ）"と言っても少なからず意味が異なります。言葉の持つ機能は、言葉の意味する内容、価値、背景がイメージされて伝わる機能です。

　人類が周囲のあらゆる物事に意味を付け、言葉に置き換えたことから、左脳の活用が必要になり、進化が進んだと言えます。左脳で意味することは右脳でイメージ化され、右脳でイメージされたことは左脳で言葉や論理に置き換えられます。ロジャー・スペリー博士の分割脳理論でも左脳に障害のある人は、右脳のイメージを言葉にすることができず、また、右脳に障害のある人は、いくら悲しい事があっても言葉では表現できないそうです。我われ人間は、左脳右脳のシンクロによってはじめて物事を理性的にも感情的にも理解できるのです。

　そこで大切なことは、我われは既に幼いころから親や周囲の人達を通して物事や言葉の関連、そしてそこに含まれる感情的・感性的なものまで学んでいるということです。善悪や愛、憎しみ、失望、

悲しみ、喜び、正しさ、間違い、価値、不価値など、あらゆるものについて言葉を通して教えられてきました。したがって、ある言葉とイメージは、すでに頭の中、つまりは脳細胞の中では関連しているのです。言葉を聞いたり、話したりするとただちに一人ひとりが今までの体験・経験の中からイメージを描くため、描かれる内容は人によってそれぞれ微妙に違うのです。

「愛とはどんなものですか？」と仮に10人の人に聞いてみると、ある人は暖かいもの、ある人は大きなもの、ある人は癒されるもの、ある人は自分の身を捨てることができるもの、ある人はお金、といったように、それぞれの愛についてのイメージは違います。人間は年を重ね、人生経験を積み重ねる度に、1つの愛についても色々な考え方・捉え方をし、イメージは違ってくるものです。我々は、言葉というもので自らもコミュニケートし、コントロールしています。言葉によってイメージ化し、イメージ化したことを言動に表しているのです。

・プラス思考とマイナス思考

　プラス思考だとか、マイナス思考だとか、あの人は明るい人だとか、根暗な人だとかいう言い方がありますが、よく観察して見ますと、プラス思考の人は日常の言葉の使い方もプラス言葉になっています。「〜したい、〜するぞ、大丈夫、できる、絶対に成功する！」など未来へ向けて希望に満ちた、決断の意思あるプラス思考の言葉を使っています。

　反対にマイナス思考の人は、「不安だ、ダメだ、上手くできない、〜になったらどうしよう、〜に自信が無い……」など未来に向けて否定的、不安的で自分の意志の無いマイナス言葉が多いのです。つ

まり、プラス思考とかマイナス思考とかは、その人の使う言葉次第ということなのです。

いつも明るい人は明るい言葉を使い、明るいイメージで過ごしています。しかし反対に、いつも根暗な人は、いつも暗い言葉を使い、暗いイメージで生活しています。

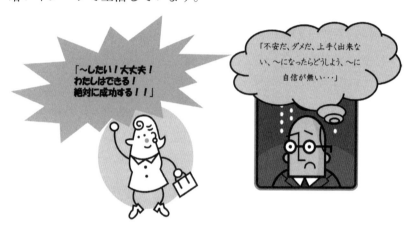

実は脳の中ではプラス思考もマイナス思考も、明るい、暗いという事で判断しているのではありません。

言葉によって、今まで培われてきたイメージにスイッチするだけです。したがって、明るい言葉を使えばすぐに明るいイメージにスイッチし、反対に暗い言葉を使うとすぐに暗いイメージにスイッチされます。簡単に言えば、言葉の持つイメージ通りに、我々は感じたり、理解したりしているのです。

そこでこんな例があります。
幼稚園に、お肉の好きな子供と、お肉の嫌いな子供がいました。先生はお肉の好きな子供に「このお肉は美味しくない」と数十回言

い、子供にも同じ事を数十回言わせてから、「好きなお肉を食べな
さい」と言ったところ、子供は「そのお肉は美味しくないから食べ
たくない」と言って食べませんでした。反対に、お肉の嫌いな子供
に「このお肉は大好きなケーキのように美味しい、美味しい」と先
生が数十回言ってから、子供にも同じように美味しいと数十回言わ
せ、そして、「さあ、ケーキのように美味しいお肉だから食べましょ
う」と言って一緒に食べたところ、その子供も「美味しい、美味し
い」と言って食べたのです。

　この事は、子供が好きなお肉でも、美味しくないという言葉のイ
メージによって食べられなくなり、また反対に嫌いな子供でも、大
好きなケーキのように美味しいとイメージした事で食べられるよう
になった例なのです。

　我われが、人間（ヒト）らしく生きるためには、まず、自分の使っ
ている言葉に注意してみるとよいのです。
　人にはそれぞれ個性がありますが、この個性も他人から見ると、
その人の使う言葉と行動に特色を感じるからです。人間（ヒト）ら
しく生きるとは、すなわち自分の持っている夢や希望に向かって生
きることです。
　夢や希望を叶えるには、先ず夢や希望を言葉に置き換え、その言
葉のイメージを明らかにし、広く、深くしていくことです。そして、
夢や希望が現実味を帯びたイメージになっていき、具体的な行動に
移せるようになっていくのです。

　我々は、自分の描いたイメージ以上の行動はとれません。なぜな
ら、イメージが言葉になり、その言葉が指令に変わり、自律神経を

通して行動へ移すからです。言葉の持つエネルギーこそ大切なのです。我われ人間は、一生涯にいろいろなことを体験します。つまり、自分の人生を生き抜くためには、いろいろなテーマが待ち受けており、そうしたテーマを自分なりに乗り切り、自信と幸福感を掴むためにも、日常使う言葉を大切にし、言葉の持つエネルギーを活用することです。つまり言葉の持つエネルギーにより脳を使うことです。

　成功者の多くは、この言葉の持つエネルギーを上手く活用しています。成功者の言葉や話がなるほどと思えるのは、こうした言葉の持つエネルギーが体験と実績に裏付けられているからです。成功者の多くが、よく大ぼら吹きと言われるのも、成功の過程で成功後のことをイメージし、言葉に移すからです。
　言葉は行動を伴い、そしてその行動が成功へ一歩一歩近づけ、ついには言葉どおりの事を成し遂げるのです。我われの言葉は、こうした意味で未来を予想しているのです。むしろ言葉によって未来は創られるのです。

　より良い人間（ヒト）らしい生き方を望む場合は、自分の使う言葉、他人の使う言葉の研究開発こそが鍵になると言えます。また言葉は、我々の人生のセンサーの役割を持っています。例えば嫌いな人の事でも「好きだ、好きだ」と言っていると、好きなところが見えてくるものです。つまり、好きだという言葉が、好きな部分を見つけ出そうとするのです。アバタもエクボになるわけです。また、好きな人の事でも「嫌いだ、嫌いだ」と言っていると、嫌いなところへ意識がセンサーされ、せっかく熱烈な恋愛をして結婚したにも関わらず、ついには離婚の羽目になってしまうのも、この典型的な例と言

えます。「人を殺すに刃は要らない、たった一言吐けば良い」つまり言葉は、それほど影響力のあるものなのです。

　人と人の関係で成り立っている我々人間社会は、むしろ言葉と言葉で成り立っているのです。言葉の使い方次第で、人間社会は良くも悪くもなります。自分らしい生き方、人間らしい生き方、よりよい社会づくり、それは何も難しく考えるより、より愛のある、思いやりのある、そして前向きな言葉を多く使うことにより、具体化すると思えてなりません。

プラス言語チェックシート

　毎日の生活で、何事もスタート時の意識と言葉が後の状況を左右します。まず日常生活のよくあるスタートについてチェックシートでチェックし、改善する方法を考え記入してください。そして日常スタート時にプラス言語を使う様努力しましょう。必ず幸福になれます。

毎日を元気にスタートプラス言語づくり			
	現在どんな意識・気持ちで	現在どのような言葉と態度で	改善意識と改善態度方法
朝起きて			
朝食時			
出社時（登校時）			
仕事時（授業時）			
昼食時			
クラブ・サークル時			
アルバイト時			
退社時（下校時）			
夕食時			
飲食時			
遊び時			
入浴時			
就寝時			

（8）真理にもとづいた八正道法

　人生にはいろいろな難題に出会ったり、つらいこと、苦しいことに出会ったりします。その時元気に対処するために、人生プラス言語を使うよう努力しましょう。必ず豊かで強い人生になります。

人生でのマイナス時に対処するための人生プラス言語づくり			
	現在どんな意識・気持ちで	現在どのような言葉と態度で	改善意識と改善態度方法
ストレス時			
不安時			
不眠時			
食欲不振時			
運動不足時			
仕事（勉強）不振時			
ヤル気不振時			
トラブル時			
失望時			
失意時			
難題難問時			
病気時			
倦怠時			
不仲時			
入院時			
死別時			

2. 社会コミュニケーション法
a.自分の社会コミュニケーション力の特性を知る

簡単な質問が 30 問あります。

◆自分の日頃を振り返って、比較的当てはまる質問項目　⇒　○印
◆どちらかと言えば当てはまらない質問項目　⇒　×印　をつけ
てください。

30 問すべてチェックし終えたら、質問項目 1 〜 10、質問項目 11
〜 20、質問項目 21 〜 30 の○印の数を数え、それぞれの小計欄に
その数値を記入してください。

質　問　内　容	
1　人と会う時は、笑顔で接するように心がけている	
2　知らない人から声をかけられる事がある	
3　一人暮らしは苦手である	
4　一人で食事をしたり、遊ぶことはない	
5　初対面の人には、気に入られるような振る舞いを心がけている	
6　どんな相手でもまめに連絡や相談をするほうだ	
7　一人でいる仲間を見ると放っておけない	
8　メールチェックは頻繁に行い、必ず返信をする	
9　接客や来客応対は好きなほうである	
10　自分は人間好きである	
質問1〜10の○印の小計	

(8) 真理にもとづいた八正道法

11	話し声は大きいほうである	
12	長電話をよくしてしまう	
13	会話がはずみ、時が経つのを忘れることがある	
14	人前で話すのは苦にならない	
15	みんなで語り合ったり議論をするのが好きだ	
16	相手が留守の場合でも、伝言は必ず残す	
17	人が話している途中でも、必要に応じて話をまとめたり整理する	
18	あまり親しくない人でも、自分の事を良く知っているということがある	
19	職場や学校など、仲間の中では目立つほうだといわれる	
20	ジェスチャーを交えながら話すことが多い	
質問11～20の○印の小計		
21	強く自己主張することはない	
22	親しみやすい人だと言われることが多い	
23	人の相談に乗ることが多い	
24	年上や目上の人に可愛がられるほうである	
25	議論などでは、言い負かされてしまうことがある	
26	その場の雰囲気やムードを大切にする	
27	相手の気持ちを考えながら話をする	
28	争い事は嫌いなほうだ	
29	周囲からの評判が気になる	
30	相手が感情的になったときは、自分の言い分はとり下げる	
質問21～30の○印の小計		

社会コミュニケーション力自己診断

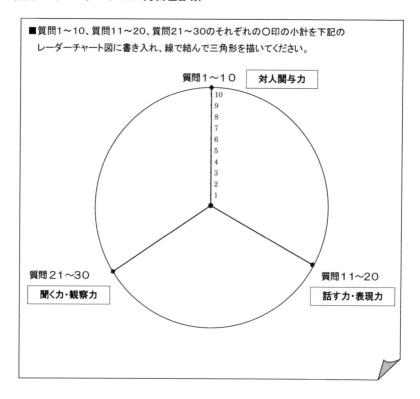

診断結果

　社会コミュニケーション力の自己採点の結果について、以下の内容を参考にして自分の社会コミュニケーション力の特性を理解しましょう。

	点数	診断結果
対人関与力	1〜4点	人と一緒にいるより一人でいたほうが良く、自分から人と関わっていくのが苦手。相手からのコミュニケーションを待っているのではなく、自分から進んで輪を広げていくように心がけること。
	5〜7点	人と標準的な関わりが保てる。ただし、親しい友人など、限られた範囲でのコミュニケーションに偏ってしまう場合があるので、違った分野や価値観の人と交流を図り、視野を広げること。
	8〜10点	他人に対する関心度が高く、誰とでも関わっていたいタイプ。交友関係も広く、誰とでも仲良くしていこうとする。ただし、周囲から八方美人的な誤解を受けないよう注意が必要。
話す力・表現力	1〜4点	自分の意見を素直に述べたり、表現するのが苦手で、自分の頭の中だけで会話してしまう。相手に伝えたいことを事前に整理して、自信を持って自己表現するよう心がけること。
	5〜7点	場の雰囲気や相手によって、きちっと話や自己表現ができる。一方的に自分の考えを伝えるのではなく、相手とバランスよく、言葉や表現のキャッチボールができる。
	8〜10点	積極的に自分の考えや主張を相手に伝えることができる。言葉や表現方法も巧み。ただし、相手のことを考えずに自分の意見ばかりを述べてしまう場合もあるので、相手がどう感じているかを考えながら話すようにすること。
聞く力・観察力	1〜4点	相手の話を聞いているつもりでも、聞き流していたり、他のことを考えている場合が多い。まず、相手の言葉や話を最後まで良く聞き、受け止めるように心がけること。
	5〜7点	基本的に相手の話をきちんと正確に聞くことができる。言葉を正確に受け止めることができるので、相手が、なぜ、今、この話をしてきたのか、その理由や背景を洞察しながら聞くようにすると、聞く力や理解力が更に高まる。
	8〜10点	相手の言葉や表情から、相手の気持ちや感情まで洞察できる聞き上手。今後は、話の感想や自分の考え方を相手にフィードバックすることで、さらに良い関係づくりが期待できる。

b.社会コミュニケーション力を高めるための原則
社会コミュニケーション力を高めるための基本姿勢

１．自ら積極的に相手に関わっていこうとする姿勢

　コミュニケーションは、自分と相手との関係の間に存在しますが、受身ではコミュニケーションはうまく行きません。自ら進んで会話を持ちかけたり、自分の気持ちや考えを相手に提供することが大切です。自分の一生懸命さや熱意が相手に伝わってこそ、社会コミュニケーションはうまくいくのです。

２．相手の立場で考える

　自分の考えや意見を率直に相手に述べることは大切ですが、自分の都合だけを考えてばかりでは良好な関係はつくれません。相手に対する思いやりや相手の立場で考えることが重要です。

３．素直な姿勢

　先輩、先生、両親からのアドバイスに対しては「ありがとうございます」というように、相手から意見や助言を受けた場合には、素直に自分の気持ちを言葉にして相手に返すことが大切です。

４．状況に合わせた柔軟な対応

　この問題はこうすべき、あの人の考え方はこうに決まっている、などと固定概念や先入観は排除しましょう。対人関係は、刻一刻と変化しつづけているので、状況や事実に合わせた柔軟な対応を心がけることが大切です。

（8）真理にもとづいた八正道法

5．目的や内容に応じた社会コミュニケーション手段の選択

　最近は、メールでの情報交換や意見のやり取りが頻繁に行われていますが、重要な依頼事項やちょっとした報告も全てメールで済ませてしまうという傾向があります。重要事項は、直接出向いて対話する、簡易事項であればメールを活用するなど、ＴＰＯ（時間、場所、目的）に応じて社会コミュニケーション手段を選択することが必要です。

　社会コミュニケーション力は、情報の伝達だけでなく、気持ちの伝達があって初めて本当の社会コミュニケーションと言えることを忘れてはなりません。

c.社会コミュニケーション力を高めるアクティブリスニング

アクティブリスニング（積極的傾聴法）とは

「話すこと」と「聞くこと」ではどちらが難しいでしょうか。「私は話すのが苦手で……」というのをよく耳にしますが、「聞くのが苦手」という事はあまり聞いたことがありません。しかし、聞くのは簡単だと思っていたら、それは大間違いです。上手に聞くことのほうがはるかに難しいのです。

　なぜなら、人の話をただ黙って聞いているだけでは、本当に聞いていることにはならないからです。

「聞く」というコミュニケーションは、相手が何を考え、何を感じているか、そしてそれはなぜなのかを「正確に理解」してはじめて聞いたことになるからです。「聞き上手」な人は、相手の話を聞きながら、タイミングよく相槌を打ったり、表情豊かに反応を示すので、話し手は気分良く本音を語ることができます。そして会話の後には、「自分の考えを十分理解してくれた」と満足し、また何かあったらこの人に聞いてもらいたいと思うものです。そうした「聞き上手」になるための方法を積極的傾聴法（アクティブリスニング）と言います。

アクティブリスニングのポイント
批判的にならない

　ものの考え方や価値観は多種多様で人によって異なります。自分の考えや価値観に固執して聞いていると、「それはおかしいよ」「僕はそうは思わない」などと、つい否定的なことを口にしてしまいます。こうした聞き方をしていたら、相手は話す気を失ってしまうで

しょう。自分の固定概念や考えといった基準を一度取り去り、まず
は相手の話に素直に耳を傾けることが大切です。

言葉の裏にある相手の気持ちまで聞く

　相手がどんな内容の話しをしたか（何を言ったか）だけでなく、
その話しの背景や本音の気持ち（なぜ自分に言ったのか）までよく
洞察しながら話を聞くことが大切です。言葉に表現された内容は、
相手の言いたいことのほんの一部分にしか過ぎません。「何を言っ
たか」だけではなく、「なぜ言ったのか」がコミュニケーションで
は重要なのです。

質問などを通じて確認する

　自分の思いや言い分を100％言葉に置き換えられる人はいません。
適切な言葉が見つからなかったり、言葉足らずであったり、言い間
違えてしまうこともあります。そのために、非言語で言語を補完し
ながら、相手に伝えようとしますが、それでも不十分なのが我われ
の日常行っているコミュニケーションです。したがって、相手の話
しで不明確な点や分からないところ、言語と非言語でギャップを感
じたら、話しの腰を折らないように注意しながら、質問をして確か
めることです。

会話の節目や終わりには自分の考えをフィードバックする

　真摯な態度で相手の話しに耳を傾けることは、聞き手の重要な姿
勢です。でも、ただ黙って聞いているだけでは一方通行になってし
まい、本当のコミュニケーションとはいえません。相手は、自分の
話しを理解してくれたのか、理解していないのかが分からず、不安

になります。したがって、相手の話しが理解できたと思ったら、話の要点をまとめて賛意を言葉で表すなり、自分の言葉に置き換えて相手に伝えることが大切です。そうすれば、相手は理解してもらえたことが確認でき、安心して会話を続ける事ができるのです。

5.非言語（言葉以外のメッセージ）を相手に送る

　話の合間や要所要所で非言語を用いて、自分が真剣に相手の話を聞いていること、理解していることを伝えていくことが大切です。相手は、こうした態度や姿勢で、相手の積極的な傾聴姿勢を見て取っています。一生懸命聞いてくれる人には、話し手も一生懸命話すことができます。

アクティブリスニング　７つのポイント

（１）アイコンタクト	アイコンタクトとは「視線の一致」のこと。視線の合わせ方や時間の長さで相手がどれだけ好意的に話を聴いてくれているかがわかる。やわらかい視線で相手を見ながら聞く。
（２）相づち	相手の話の内容に同意したり、共感したときにはその気持ちをはっきりと表す。「うなずき」や「なるほど、そうですね」といった言葉で共感を示す。
（３）繰り返す	相手が最も伝えたいことや重要な内容については、「～ですね」と相手の言葉を繰り返し、話を受け止めているということを相手に伝える。
（４）言い換える	「～という意味でよろしいのでしょうか？」と、相手が言ったことを自分の言葉や解釈に置き換えて確認する。
（５）時々、質問する	ただ一方的に聞いているだけでなく、不明な点やわかりにくかった点については、必ず確認の質問をして理解を深める。
（６）話の腰を折らない	話の途中で口をはさんで、話し手が変わってしまうことがよくある。こうした場合、相手は言い足りない不満を残してしまうので、相手の話は最後まできちんと聞き、話の腰は折らないよう注意する。また、話し手の考えを先読みして、先に言わないようにするのも相手に対する配慮である。
（７）注意をそらさない	聞きながら、話し手以外のところに視線を送ったり、時計に目をやったりすると聞いていないと思われたり、話を早々に切り上げたいと思われる。

（8）真理にもとづいた八正道法

アクティブリスニングの練習方法

　次のアクティブリスニングシートにより演習し、平均点で４点以上が採れるよう、練習しましょう。

１．まず話し相手を決めます。（友人、先輩、先生、親、兄弟）

２．自分と話し相手の役割を決めます。

　　例えば、自分が話し手、相手が聞き手、そしてまた反対の役割をお互いすることを確認します。

３．自分と相手が今相談したい事項や悩んでいる事などイメージし、相談ストーリーを考えます。

４．話し手が聞き手に相談をはじめ、聞き手はアクティブリスニングの手法を活用して十分に聞き取ります。

５．話し終わったら、聞き手はどう聞いたかをまとめ話し手に説明します。

６．話し手は聞き手のこう聞いたという内容が自分の言いたかったことかを評価し、聞き手に伝えます。

　　要するに聞き手と話し手のギャップがどこにあるか確認し、聞き手に伝えます。

７．聞き手は十分聞くことができたか、又できなかったかをチェックし、今後の社会コミュニケーションについて改善を図ります。

８．相手の役割を変えて同じことを行います。

アクティブリスニング　チェックシート

基本動作	自己評価	他者評価	改善に向けて気づいた点、学んだ点
①アイコンタクト			
②相づち			
③繰り返す			
④言い換える			
⑤質問する			
⑥話の腰を折らない			
⑦注意をそらさない			
⑧気持ちや本音を 聴く事ができる			
合　計			
平均点			

評価ポイントの算出方法

①自己評価・他者評価は次のどれかの点数をつけてください。

　　5 – 良くできている　　4 – ほぼできている　　2 – 今一歩

　　1 – 全くできていない

②次に合計点と平均点を計算し、それぞれの欄へ記入してください。

d.社会コミュニケーション力を高めるアクティブトーク

アクティブトークのポイント

　話をすることは、人間関係をつくる最も重要なことですが、話は話をする人と聞く人がいて成り立つものです。ちょっとしたひと言によって、人の心は変化します。そしてその変化は、その話をした人に対する好き嫌いの感情へストレートにつながっていきます。

　自分の話し方に気をつけて、心配りの行き届いた話し方が大切です。

ポイント　1　　同じ目の高さで話す

　話は気持ちの上で対等な立場から、スタートするべきものです。目と目を結ぶ線が斜めになると、相手はとても話しにくく感じます。どんな時でも話をする時には、同じ高さに目線を置くことが大切です。

ポイント　2　　相手を見るのは"ブラウン管"サイズの範囲で

　テレビのニュースキャスターが話しているときの、画面を見ているつもりで話しましょう。

ポイント　3　　表情豊かに笑顔を忘れずに

　柔らかなほほえみをたたえ、優しい気持ちで顔を見ることが大切です。

ポイント　4　　話はできるだけ簡潔に分かりやすく

　大切なのは話の内容が要領良くまとまっていることです。

ポイント　5　　明るく話す

歯切れの良い言葉で、誠意を持って早口にならないよう、落ち着いて明るく話しましょう。

ポイント　6　　外来語、専門用語は極力避けて

誰が聞いても分かりやすいことが求められます。

ポイント　7　　言葉の言い終わりを丁寧に

日本語は、最初が多少ぞんざいでも、言い終わりが丁寧だと良く聞こえるものです。上下関係でも敬語の使い方は別として、言い終わりを丁寧にするという原則を忘れないようにしましょう。

ポイント　8　　自分のことを「わたくし」と表現

"わたくし"を使うと言葉遣い全体が変わり、話し方として立派なものになります。

ポイント　9　　最近の"流行り言葉"は使わない

「ヤバイ」「ウザイ」「イケてる」「〜じゃん」

(8) 真理にもとづいた八正道法

アクティブトーク法の基本動作ステップ

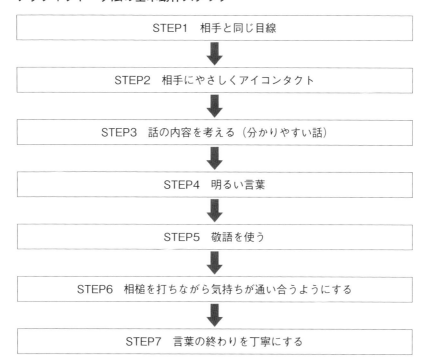

STEP1　相手と同じ目線

STEP2　相手にやさしくアイコンタクト

STEP3　話の内容を考える（分かりやすい話）

STEP4　明るい言葉

STEP5　敬語を使う

STEP6　相槌を打ちながら気持ちが通い合うようにする

STEP7　言葉の終わりを丁寧にする

クッション言葉

会話をより心地よく柔らかく印象づけるために「クッション言葉」があります。「恐れ入りますが」「失礼ですが」といった言葉を会話の中に入れることで、とても耳触りのよい会話が生まれます。

- 恐れ入りますが……
- 失礼ですが……
- 申し訳ございません
- あいにくですが
- おさしつかえなければ
- お手数おかけいたしますが
- 大変勝手で恐縮ですが

＊ただし、必要以上に多用するのは日本語としても不自然であり、相手が不快に感じることもあるので注意しましょう。

敬語の種類

　敬語が正しく使えることは、大きな信頼感につながります。敬語感覚を磨きましょう。

種　類	使い方	用　法	例
尊敬語	相手および相手に関する人の動作や持ち物を高めて言う言葉	〜れる 〜られる お〜になる	書かれる 来られる お聞きになる
謙譲語	自分や自分に関係のある人について、へりくだって言う言葉	〜させていただく お〜する ご〜申しあげる	待たせていただく お知らせする ご案内申しあげる
丁寧語	相手に敬意を表すために丁寧に使う言葉	〜です 〜ます 〜ございます	さようです 思います さようでございます

　常体から敬体へ言い換えをすることで、取引先に失礼のない言葉づかいができます。

＊敬体の空欄に正しい言葉づかいを入れてみましょう。（正解は次頁）

常　体	敬　体	常　体	敬　体
自分の会社		取引先の会社	
誰		さっき	
ちょっと		こっち	
そっち		このあいだ	
どこ		あとで	

普通語	尊敬語	謙譲語
言う		
見る		
聞く		
行く（訪ねて行く）		
来る		
する		
いる		
知っている		
食べる		
会う		

（8）真理にもとづいた八正道法

アクティブトーク チェックシート

基本動作	自己評価	他者評価	改善に向けて気づいた点、学んだ点
①同じ目線			
②アイコンタクト			
③わかりやすい話の内容			
④明るい言葉			
⑤敬語			
⑥相づち			
⑦言葉の終わりを丁寧に			
⑧心がこもっているか			
合　計			
平均点			

評価ポイントの算出方法

①自己評価・他者評価は次のどれかの点数をつけてください。

　 ５－良くできている　　 ４－ほぼできている　　 ２－今一歩

　 １－全くできていない

②次に合計点と平均点を計算し、それぞれの欄へ記入してください。

＊前頁の敬体正解

常　体	敬　体	常　体	敬　体
自分の会社	私ども・弊社	取引先の会社	御社・貴社
誰	どなた	さっき	さきほど
ちょっと	少々	こっち	こちら
そっち	そちら	このあいだ	先日
どこ	どちら	あとで	のちほど

普通語	尊敬語	謙譲語
言う	おっしゃる	申す・申しあげる
見る	ご覧になる	拝見する
聞く	お聞きになる	伺う
行く（訪ねて行く）	いらっしゃる	お伺いする・参る
来る	おいでになる	参る
する	なさる・される	いたす
いる	いらっしゃる	おる
知っている		
食べる	召しあがる	いただく
会う		

103

④正行法（コンピテレシー分析法）

　正行法とは、自分行動や態度をあらゆる角度より分析し自分の自信のある得意な行動をよく理解し、色々な物事に対処し行動する脳力開発方法です。現代社会では、この正行法の一つとして「コンピテレシー特性分析法」があります。「コンピテレシー特性分析」をよく理解し「コンピテレシー特性分析シートⅠⅡ」を実施し、自らの行動脳力を開発しましょう。

　コンピテンシーとは日常習慣化されている考え方や、行動のことです。自分の行動特性や考えの特性を客観的に分析し、理解することは、自分らしく人生を生きていく上でも、自分の行動能力の価値を形成していく上でも、大切なことです。

　私たちは自分の価値感や過去の経験などから、「自分はこんな人間」という認識を抱いています。しかし、自分で思っている自分が本当に本質的な自分なのでしょうか。自己認識をしている自分と他人の目に映る自分に差異（ギャップ）はないのでしょうか。

　次の図を見てください。

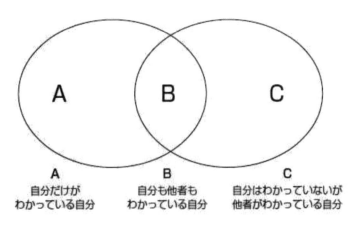

Ａの部分＝あなた自身が抱いている「あなたについての認識」、Ｃの部分＝自分は分かっていないが他者があなたに対して抱いている「あなたについての認識」、Ｂの部分＝自分も他者も分かっている「あなたについての認識」と考えてください。このＢの部分以外がギャップとなるわけです。

　このギャップを解消するためには、友人や家族、先生など身近な他人に自分を客観的に分析してもらい、より本質に近い自己の特性や価値を発見し、再活性化していく方法が極めて有効です。「他者鏡」を使った自己の思考・行動特性分析です。

　次のページの「コンピテンシー特性分析シート①」で、自己評価と同僚、友人、上司などにあなた自身を評価してもらいましょう。

1. 「コンピテンシー特性分析シート①」の27項目について、該当すると思われる数値に「〇」をつけます。

2. コンピテンシー項目の番号の「〇」をつけた数値の合計を3で割って平均値を出し、小数第1位まで計算して「コンピテンシー特性分析シート②」の平均点欄に記入します。

3. 右横の5段階評価のバーが該当する数値に「・」をプロットし、その「・」をつなげて折れ線グラフにします。

4. コンピテンシー評価欄に平均値の高い順から2つのコンピテンシー項目に「◎」をつけます。

5. 平均値の低い順から2つのコンピテンシー項目に「△」をつけます。

「◎」　＝ 自己の強い（得意な）コンピテンシー項目

「△」　＝ 自己の弱い（不得意な）コンピテンシー項目

　他者の評価が自己評価と著しく相違する　＝　自己の弱い（不得意な）コンピテンシー項目

コンピテンシー特性分析シート　I

以下の項目について、該当すると思われる個所（数値）を○で囲んでください。

			5 ↓ よくある	4 ↓ まあまあある	3 ↓ わからない どちらともいえない	2 ↓ あまりない	1 ↓ まったくない

	内　　　容		自己評価			
1	何事にも率先して取り組む事ができる	5	4	3	2	1
2	自分で決めた事はつらい事でも精神的に前向きに取り組む事ができる	5	4	3	2	1
3	何事にも地道に粘り強く取り組むことができる	5	4	3	2	1
4	自分の考えや思いを簡素明瞭に表現できる	5	4	3	2	1
5	相手に対し効果的な表現手段を用い関心を高める事ができる	5	4	3	2	1
6	これまでの習慣や既成概念にとらわれず、新しい切り口や視点で対応できる	5	4	3	2	1
7	より良い成果を得るために自分の考えや価値観に固執することなく異論にも耳を傾け対応ができる	5	4	3	2	1
8	相手の置かれた立場考えにも思いをめぐらせ共感を感じたり相手の心理的な変化や反応をくみ取ることができる	5	4	3	2	1
9	困難や障害を克服するために思考をめぐらし仲間や組織の葛藤、対立に対応する事ができる	5	4	3	2	1
10	大切な事には傍観したり模様眺めになることなく自分自ら考え動くことができる	5	4	3	2	1
11	常に開放的ではつらつとした態度バイタリティがある	5	4	3	2	1
12	自分に課せられた役割を果たすために途中で諦めたり手を抜いたりせず、最後まで自分のペースでやり抜く事ができる	5	4	3	2	1
13	よく人から話の構成や内容が論理的でわかりやすいと言われる	5	4	3	2	1
14	自分の考えを相手にわかりやすく説得できる	5	4	3	2	1
15	アイディアや発想が豊かで必要場面でそれらを表現・提示できる	5	4	3	2	1
16	自分の思い通りにならない事でもよく考え時間をかけて行動できる	5	4	3	2	1
17	人との関係において必要に応じ臨機応変に自分の考え行動を変えることができる	5	4	3	2	1
18	集団でよく中心的な役割を担い周囲から賛同や理解を得ることができる	5	4	3	2	1
19	チームや組織のためには苦手な事や嫌いな事でも進んで動くことができる	5	4	3	2	1
20	自分の目標にはエネルギッシュに前進できる	5	4	3	2	1
21	一度決めた事は困難な場合でもコツコツ続けやり抜く事ができる	5	4	3	2	1
22	いつも声量や抑揚、早さ、間合いなど聞き手が受け入れやすい話し方を心がけている	5	4	3	2	1
23	自分と反対の意見の人にも冷静に自分の考えを伝える事ができる	5	4	3	2	1
24	いつも何か楽しい事や新しい事を考えるのが好きだ	5	4	3	2	1
25	人の意見が正しい場合は自分の考えと違っても積極的に参加し行動できる	5	4	3	2	1
26	いつも相手の気持ちや思いを考え、受け止め行動している	5	4	3	2	1
27	仲間や組織のためには全力で考え行動できる	5	4	3	2	1

(8) 真理にもとづいた八正道法

コンピテンシー特性分析シート　Ⅱ

コンピテンシー項目	項目 NO 平均点	5	4	3	2	1	コンピテンシー評価
積極力	1・10・19						
活力	2・11・20						
持続力	3・12・21						
表現力	4・13・22						
説得力	5・14・23						
創造力	6・15・24						
柔軟力	7・16・25						
対人配慮	8・17・26						
統率力	9・18・27						

評価コメント

107

さて、自分の強みの能力をコアコンピテンシーといい、利き手、利き腕のように既に習慣的な力になっており、いつでもどこでもどんな場合でも、その脳力はあまり意識しなくても出てきます。

　たとえばコアコンピテンシーが活力や統率力であった場合などは、いつも元気で体を使い、他の人をリードし統率する力を発揮します。学生の場合などはクラブ活動のリーダーになっている人などや、会社では能力ある管理者やトップに見られます。また、自分の弱みは、特に苦手意識の高い能力になります。日頃友人や家族や上司・同僚などから、もう少しこうしたら良いとか、もっと頑張れと言われるようなことです。自分でもよく気付いていることが多く、苦手なためついつい努力、チャレンジ不足になっている能力です。自己成正行の実践のためにもコンピテンシーは特に重要です。

　コアコンピテンシーは強くて得意な正行能力であるため、積極的に使うことが大切です。何かやろうと思えば、必ずこのコアコンピテンシーが頼れる武器になります。

　また、ディスコンピテンシーは苦手なため、どうしても自分の全体的評価や価値を落とすことがよくあります。苦手でも不得意でも、頑張り、チャレンジを続ければ必ず克服でき、得意な意識に変わります。

　「あの人はこんなにすばらしいが、ちょっとこのことが……」とよく言われますが、このちょっとしたことが自分の将来に大きな影響を与えがちなため、できるだけ大切にし、チャレンジすることが自己成長に大きく影響し、自信にもつながっていきます。

⑤正命法（1.ヒューマンセンサーによる脳力測定法　2.自己マネジメント法）

　正命法は、自らの人生生活を自らしく自分の目指す目標にそった生き方をする脳力開発方法です。現代社会では、この正命法の方法は自分の脳力特性を十分理解し自分の生活を目標に向かって自ら管理する方法脳力です。現代社会では、この正命法には前述したヒューマンセンサーによる「脳力測定法（前述参考）」「自己マネジメント法」があります。「自分の脳力特性」をよく考え「自己マネジメント法」をよく理解し、自己マネジメントシートをまとめ、自分のよりよい自らしい人生を生活脳力を開発しましょう。

　目的ができても具体的に実行しなければ、目的は近づくことも達成することもできません。

　自分で立てた目標生活やテーマについて自分で計画を立て、日々管理し評価していく事が実力を身につける一番の方法と言えます。しかし口だけでなく、具体的に日常行動を自らチェックし、管理できることは、そう簡単に誰でもできる事ではありません。でも、自己成長している人は皆、この自己マネジメント法を身につけています。自己管理をするにあたって、抜けの無いポイントをよく理解し、計画を立て実行することが大切です。

　そこで、自己マネジメントシートの記入例を参考にして、目的達成のための日常活動計画を立て実行し、どこまでできたか計画に基づきチェック・評価してみましょう。できていない点はさらにどうするかを考え、確実に目的に対して自己管理出来るようにすることが、自分自身の成長と自信につながります。

　自己マネジメントトレーニングは、日常生活で苦手なことを少しずつ実行し、できるように習慣づけることです。（3か月）また、

自己マネジメント力が自己成長を具現化する唯一の方法であり、自己マネジメント力が弱ければ、すべて具現化しないことになります。

自己マネジメントシート

【自己マネジメントシート記入例】

主なテーマ	情報処理学科	国際経済学科	
（目的） 何を身につけ 何を役立て たいか	情報処理やシステムの資格をとってバリバリ働きたい。	外国に留学したい。海外で仕事がしたい。	①今どんなテーマを学んでいるか？
（現状） 今どうして いるか	情報技術者の資格をとるための勉強をしている。	海外の放送を聞いている。	②そのテーマを学ぶことで、どんなことに役立てたいか？ ③そのために今どうしているのか？
目的との ギャップ	まだ資格を受けるレベルに達していない。	外国人の発音が聞き取れない。	④目的と現在、自分がしていることとの間に違いはないか？
ギャップを 埋める方法	来年の資格試験を受ける。	外国人の知り合いを作る。ヒアリング力をつける。	⑤目的と行動の違いがあれば、それをクリアする方法はあるか？
いつまでに	来年の試験までに。	検定試験までに。	⑥目的と行動の差を埋めることをいつまでにやるか？
どの程度	試験に合格する知識を身につける。	ＴＯＥＩＣで800点以上を目指す。	⑦目的と行動の差を埋めることをどれくらいやるか？
評価の ポイント	資格試験に合格する。	検定試験を受ける準備ができている。	⑧その行動を自分で評価するとしたら何で評価するか？
結果は			⑨今までの答えを総合したら、どういう結果が出るか？

（8）真理にもとづいた八正道法

自己マネジメントシート

主なテーマ	
（目的） 何を身につけ 何を役立てたいか	
（現状） 今どうしているか	
目的との ギャップ	
ギャップを 埋める方法	
いつまでに	
どの程度	
（チェック） 評価のポイント	
結果は	

⑥正精進法（モチベーション分析法）

　正精進法とは、自らの気持ちを前向きにし、物事に対しクリーンで素直な気持ちで、やる気を持って取り組む脳力開発方法です。現代社会では、この正精神法の一つで「自己モチベータ分析法」があります。自己のモチベーション（やる気）の環境や特性を十分理解し、「自己モチベータ分析シート」をまとめ、よく理解し、日常生活でのやる気の出る環境テーマについて、十分把握し実践しましょう。

　人は、それぞれの考え方や価値観が違うように、自分自身の意欲や、やる気を引き出すための要因（モチベータ：動機付け要因）が違います。困難なことの方がやる気が出る人もいれば、逆に困難なことからは避難したいと思う人がいます。また、人間関係よりは自分の目的を優先したいと思う人もいます。

　脳力を活性化させ、やる気を促すための要因を明確にし、そうした環境を自分自身で作り上げていくのが、自己モチベータ要因分析による脳力開発の方法です。そのためには、どの方向に自分のやる気が向いているかを知る事です。自己モチベータは、今までの生活の中に必ず存在しているのです。ただ、それを整理していないがために「そうだ」と自分自身が言い切れないだけなのです。

　自分のやる気の環境というのは我々だれにでもあるのです。それがうまくいかないとやる気を失うのです。目的意識も失っていきます。そこで自分のモチベータを分析するには、次頁にある 24 の設問に答えていくだけで、自分のやる気の方向や環境がわかってきます。

（8）真理にもとづいた八正道法

例えば、シートの内容1、
「自分のペースでやりたいように過ごしている」＝自分自身の生活を自分のペースでやりたいように送っているかどうか、という設問です。

・よく当てはまる　　　　　　　＝　　5または4に○
・全く当てはまらない　　　　　＝　　1か2に○
・わからない、どちらともいえない　＝　　3に○

質問は24あるので、感じるまま順番に行っていけば、自己モチベーションの方向が明確になります。
次にレーダーチャートのつけ方は、
①設問1・7・13・19の自己評価の合計値を計算して「プライベート（マイペース）志向」は何点。
②設問2・8・14・20の合計値で「人間関係志向」何点、というようにそれぞれ6つの点数を出します。
そして6角形のレーダーの点数のところにプロットし、マーカーまたは筆記用具で結ぶと、自身のレーダーチャートができます。要はやる気のレーダーチャート＝ナビゲーションが出ます。
レーダーチャートが終わったら、

◆得点の一番高いところに○をつけます。2つ同得点であればどちらか1つを選びます。
◆得点の一番低いところに△をつけます。2つ同得点であればどちらか1つを選びます。

どれが良いとか悪いとかということではありません。やる気の環

113

境や方向がいかなるものか、データをじっくり見ると、このやる気の原泉が本当に自分を引っ張り、またできないとやる気をなくす場合が多いことがわかります。

◯＝コアモチベータ ⇒ 自分のやる気と一番関係の深い環境やテーマ

△＝ディモチベータ ⇒ 自分にとっては、あまりやる気を感じない環境やテーマ

それでは日頃の自分を振り返りながら、分析を行ってみてください。

（8）真理にもとづいた八正道法

自己モチベータ分析シート

日頃の生活を思い浮かべながら、以下の項目について該当すると思われる個所（数値）を○で囲んでください。

	内　　容	よくあてはまる	←	どちらともいえない	→	全くあてはまらない
		自	己	評	価	
1	自分のペースでやりたいように過ごしている	5	4	3	2	1
2	友人や仲間との交流を深めている	5	4	3	2	1
3	本を読む場合は、特定のジャンルに決まっている	5	4	3	2	1
4	今の生活状況を家族や友人によく話している	5	4	3	2	1
5	社会奉仕的な活動に参加している	5	4	3	2	1
6	将来の目標が明確にある	5	4	3	2	1
7	将来は、自分にあった仕事をしたい	5	4	3	2	1
8	将来、仕事をする上で最も大切なのは人間関係だ	5	4	3	2	1
9	将来は、特定の専門分野で自分の力を発揮したい	5	4	3	2	1
10	他人より抜きん出たいという気持ちが強い	5	4	3	2	1
11	将来は、社会貢献に直接繋がる仕事をしたい	5	4	3	2	1
12	与えられた課題や役割は最後までやり抜く	5	4	3	2	1
13	自分の納得しないことはやらない	5	4	3	2	1
14	家族や友人のために時間を割くことが多い	5	4	3	2	1
15	好きな分野の知識を高めるための努力は苦にならない	5	4	3	2	1
16	周囲の期待が高ければ高いほど頑張ってしまう	5	4	3	2	1
17	規則や社会道徳的なルールはよく守って生活している	5	4	3	2	1
18	自分のなすべきことがはっきりすると一生懸命取り組む	5	4	3	2	1
19	言いたい事は、遠慮なく言ってしまう	5	4	3	2	1
20	人に頼まれると嫌とはいえない	5	4	3	2	1
21	物事は分析的に良く考えて判断する	5	4	3	2	1
22	人から誉められるとさらに意欲が湧く	5	4	3	2	1
23	責任感は強い	5	4	3	2	1
24	何事も結果が大切だと思っている	5	4	3	2	1

115

【レーダーチャートのつけ方】

　下記のように、それぞれの合計値を計算し、チャートの目盛りに
印をつけてください。

①設問1・7・13・19の回答番号の合計値

　〔　　　　　点〕＝　　プライベート（マイペース）志向

②設問2・8・14・20の回答番号の合計値

　〔　　　　　点〕＝　　人間関係志向

③設問3・9・15・21の回答番号の合計値

　〔　　　　　点〕＝　　スペシャリスト（専門性）志向

④設問4・10・16・22の回答番号の合計値

　〔　　　　　点〕＝　　期待評価志向

⑤設問5・11・17・23の回答番号の合計値

　〔　　　　　点〕＝　　社会適応（社会性）志向

⑥設問6・12・18・24の回答番号の合計値

　〔　　　　　点〕＝　　目的志向

(8) 真理にもとづいた八正道法

自己モチベータ要因分析・レーダーチャート

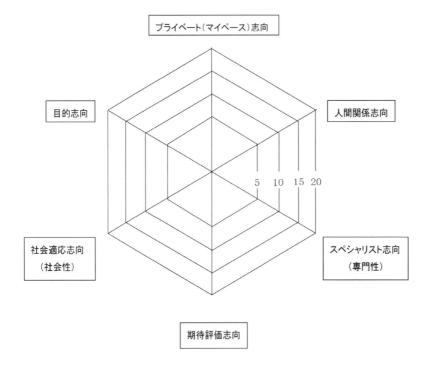

各志向性の概略解説

①プライベート志向 （マイペース）	自己モチベータ（動機づけ）の要因は、自分自身の価値観や好き嫌い、合っている合っていないなどの自己適性です。自分に合っていると思うことは牽引モチベータとなり、逆に合っていないと思うことはモチベータのブレーキとなります。
②人間関係志向	自己モチベータ（動機づけ）の要因は、友人や家族、仲間との人間関係にあります。良好な人間関係を維持または構築するコミュニケーションや他人への配慮、チームワークなどが牽引モチベータとなり、逆に人間関係を低下させる独りよがりの行動やわがままは、モチベータのブレーキとなります。
③スペシャリスト志向 （専門性）	自己モチベータ（動機づけ）の要因は、専門性や特殊性、他人との差別化にあります。自分の専門知識や専門スキルを有するための努力や特定分野で自分自身を成長させる要因が、牽引モチベータなり、逆に横並び意識、標準的な要因は、モチベータのブレーキとなります。
④期待評価志向	自己モチベータ（動機づけ）の要因は、友人や家族、仲間など、周囲からの期待や関心にあります。自分に対する周囲からの期待を感じたり、頼られたりすることが牽引モチベータとなり、逆に周囲からの期待が低かったり、公平・公正な評価がなされないとモチベータのブレーキとなります。
⑤社会適応志向 （社会性）	自己モチベータ（動機づけ）の要因は、社会や地域、組織など、自分を取り巻く社会全体にとっての良し悪しにあります。社会貢献や道徳心の向上など、社会全体によって良いと判断できることは、牽引モチベータなり、逆に規則違反など社会倫理観からの逸脱行為などは、モチベータのブレーキとなります。
⑥目的志向	自己モチベータ（動機づけ）の要因は、将来に向けての目標や目的、自分に課せられた役割や責任です。自分の目標やなすべきことが明確になっていると牽引モチベータが働き、逆に目的や役割が曖昧であったり、なすべきことの意識が不明確であると、モチベータがマイナスに作用します。

（8）真理にもとづいた八正道法

① 「プライベート（マイペース）志向」に一番高い得点がついた場合

　モチベータの方向は、自分自身の価値観に非常にキーワードがあります。方向、価値が自分に合っているか、自分の価値観で動いていくと、やる気が出るということです。好き嫌いも非常に強いということです。好きなことだけやって、嫌いなことはやりたくないということです。

　本音の部分で自分にフィットしているかしていないか、自己適性→自分が何に向いているか確信があります。向いていることには徹底的にやる気が出ますが、そうでないとどうもやる気がしない。ですから、自分の好きなこと価値観というものは何か、というように徹底的に自問自答すれば、よくわかると思います。

② 「人間関係志向」が高得点の場合

　やる気の源泉は友人、家族、仲間に有ります。こういう身近な人との人間関係が良好であればあるほど、とにかく頑張れるのです。周りに対する配慮力、いわゆる気配り、目配り、心配り、そういうことに関して非常にやる気が出ます。ところが人間関係が崩れてくると、どうもやりにくくなってやる気がしなくなってきます。

　従って、どういう仕事が向いているかと言うと、チーム、仲間でする仕事です。いい仲間と仕事ができれば一番伸びていくタイプです。むしろ単独行動ではやる気が出ないということです。

③ 「スペシャリスト（専門性）志向」が高得点の場合

　専門性や特殊性、他人との自分の違いというものに対して非常に敏感です。ですから、自分が得意なこと、特殊なことに対して非常にやる気が出ます。何をやっても専門的にやっていきたい、例えば、

119

カラオケを歌うにも専門的に歌いたい、人が歌わないような歌を歌いたがる、こういうちょっと特異な考え方をします。

しかし「あなたも一緒ですからみんなと同じです、こういうことをしてください」というような環境下になると、自分の存在がどうもピンとこない為、そこでやる気にブレーキがかかってしまいます。

④「期待評価志向」が高得点の場合

組織人としてはバッチリだと思います。その要因は、友人や家族、仲間などからの期待値が高ければ高いほど、頼られれば頼られるほど頑張れるのです。

ですから、上司あるいはお客様から頼まれたら、とにかく寝食を忘れてやれるタイプです。ところが、期待をされてないと思った途端に「まぁ、いいか」と、すぐ手を抜くタイプです。

⑤「社会適応（社会性）志向」が高得点の場合

やる気の源泉は地域や組織、そういった自分を取り巻く社会全体にとって良いか悪いかです。良いことに対しては大変やる気になるのです。ですから、不正など「お前、ちょっとやってくれないか」などと言われたら「絶対嫌です」と言えるタイプです。

要は、周りにとって間違ったことはだめ、良いことをやっていきましょうということです。

ボランティアとか社会貢献に対してモチベーションが上がります。

このタイプはデータ上、日本人の中では一番少ないタイプのようです。

⑥「目的志向」が高得点の場合

　方向づけが将来に向けての確実な目標、目的、自分に課せられた責任というものが明確になればなるほど、それに向かって努力できるタイプです。これは今、企業特に外資が一番求めているタイプです。国際化時代に必要な要件だと言われます。

　そういった意味で、目標管理あるいは目標というものに対して絶えず追っかけていくような企業ないし仕事、営業のような仕事が大変向いています。

　目的があることでやる気が出るということです。ですから、目標がなく昨日も今日も同じ仕事の場合、多分やる気が無くなります。

　以上のように、それぞれのモチベータが我々の精進を左右します。

　よく頑張ったことや、良い業績や実績を残せたときを振り返ると、やる気があっただけなのです。やる気があったからできたのです。普段の生活を振り返ってもそうです。忙しくてやる気のあるときほど、いろいろなことがテキパキできます。

　要は、やる気において、テンションが上がっているから精進できるのです。

　そのことを忘れてはいけません。いかに「自分にやる気が出る環境」に、自分自身を置くか、このことをしっかりと考えなければ、精進は続いていきません。

⑦正念法（マイドマプレゼン法）

1.アイドマ情報プレゼンテーション法とは

　正念法とは、自分の未来や考え、やりたい事に信念を持ち、自分にも他者にも理解させ行動する脳力開発方法です。現代社会では、この正念法の一つに「アイドマプレゼン法」があります。「アイドマプレゼン法」をよく理解し、アイドマプレゼンシートをまとめ「正念法」による脳力開発を実施しましょう。

　アイドマ情報プレゼンテーション法とは自分の持っている情報に対する発信力を高めるための方法で、『限られた時間内に、想定した対象に積極的な動機付けを効果的に行う脳力のひとつ』と定義することができます。自分の期待通りに自他共に動機付けを行う手法です。

　そこで、アイドマ情報プレゼンテーションには、３つの要素があります。

アイドマ情報プレゼンテーション３要素

① プレゼンター ⇒ プレゼンテーションを行う人
② プレゼンテーションコンテンツ ⇒ プレゼンテーションの内容
③ プレゼンテーションスキル ⇒ プレゼンテーションを効果的に行う技術や知識

　アイドマ情報プレゼンテーション法とはプレゼンターが、ターゲット（対象者）に向かって情報プレゼンテーションの内容（プレゼンテーションコンテンツ）を効果的方法（プレゼンテーションスキル）によって、効果的に説明する方法です。

2.アイドマ情報プレゼンテーション法の基本ステップ

　アイドマ情報プレゼンテーションを行う場合は、下図の基本ステップのようにストーリー性、論理性、説得性を考慮し行うことが重要です。

【チェックポイント】

| ①情報プレゼンテーションの **対象** | 誰に対して行うのか |

| ②情報プレゼンテーションの **目的** | 何のため、誰のために何を説得するのか
そして相手の関心事や期待値に適応しているか |

| ③情報プレゼンテーションの **内容** | 相手にメリットのある内容か
相手のテーマ・問題点が把握されているか
テーマや問題点がソリューションされているか |

| ④情報プレゼンテーションの **ツール** | 資料は的確か
資料の提示方法としてのツールは十分か
資料の展開に説得力は有るか |

| ⑤情報プレゼンテーションの **場所** | 時と場所は適正か
教室、講堂、会議室、応接室、商談コーナー、公共施設、プレゼンルームなど出向くか来てもらうか、集合するか |

| ⑥情報プレゼンテーションの **事例研究** | テーマに対して類似事例があるかどうか |

| ⑦情報プレゼンテーションの **ストーリー** | プレゼンテーション全体をでストーリー化する |

3.アイドマ情報プレゼンテーション法の活用事例（自己プレゼンテーション）

　自分を他人に知らしめ、理解してもらうためには、あなたが今までどんな生活をしてきたのか、何をしたいと思っているかをわかりやすく伝えることです。もしも、あなたが何となく生活していたのでは、相手は魅力を感じてくれません。

　人物像、人格を伝えるために自分の魅力を自分自身の今までの生活を振り返り、新たな発見や体験などの成果があること、やりとげたことに対する自信や自負があることがベストです。

　それをきちんと理論立て、自他共に理解させるには AIDMA 理論の手法がぴったりです。アイドマ情報プレゼンテーションの手法だと、自分の気づかなかったことが順序立て論理的に整理されてきます。

（8）真理にもとづいた八正道法

アイドマプレゼンテーション　シート

What、Why を記入し自己ＰＲに論理性を持たせる。

行動心理 プロセス	What	Why
A 自分の何を 注目させたいのか		
I 自分の何に興味を 持たせたいのか		
D 自分に何を 期待させたいのか		
M 自分のどんな価値を 判断活用させたいか		
A 自分の魅力をどの ように評価させたいか		

　上記のアイドマ　What　Why をまとめて文章化　↓

125

⑧正定法（1.AIDMA観想法　2.夢ビジョンバリュー分析法　3.will can must法）

　正定法とは、自分の未来・夢・ビジョンをクリーンな心で、総合的に分析し明確にし、具体的計画方法を十分に考え、揺るぎないものとしてまとめ、実践する方法脳力です。現代社会では、この正定法の一つとして1.AIDMA観想法　2.夢ビジョンバリュー分析法3.will can must法の3つの方法があります。

　1.AIDMA観想法　2.夢ビジョンバリュー分析法をよく理解し、3.will can must法をまとめ、正定法脳力開発を実践しましょう。

　自分とクリーンな心（まごころ）で向き合い、日常生活を通して「四諦八正道を実践」をしていくと、今までの自分の体験や知識・技術・得意なこと・頑張ったこと、また失敗した事のすべてが将来何に役立つかを考え、明確にすれば自分が将来どんな人物になりたいか？　どんな仕事をしたいか？　どんなことをしてみたいか？（旅行や好きなこと、趣味、ボランティア活動など）、またどんな家庭を築きたいか？　そしてどんな社会的役割を果たしたいか？など、自分の夢・ビジョンが広く大きくなっていきます。つまり四諦八正道の方法による脳力開発が、絶えず夢・ビジョンを成長させていきます。こうした夢・ビジョンはさらに自らの心をクリーンにし、まごころが強くなり、脳力、意識、実力に大きくスパイラルしていきます。そして自ら求める自分に近づくことができるのです。つまり自己実現に向かい、幸福な人生を体得できます。

　そしてまた、夢・ビジョンは、自分の心と意識のエンジンにガソ

リンを注入し燃えさせるような役割を持っています。

夢・ビジョンというガソリンがなければエンジンは動かなくなってしまいます。

「四諦八正道する」ことで、この夢・ビジョンはさらに大きく、強くなり、心と意識をさらにクリーンで大きく向上させ、脳力・実力が社会から期待される社会的貢献力を生み出します。

「四諦八正道」を日常生活で進めながら夢・ビジョンをイメージし、具体的文章表現そして日常会話の中で表現することが大切です。なりたい自分の夢、理想は頭の中で考えるだけではなく、文章や言葉に出した時から現実化していきます。

次頁の1.AIDMA観想シート、2.夢ビジョンバリューシート、3.will can must シートにより、今までの脳力開発のステップを振り返り、自分の将来の夢・ビジョンを具体的に整理し、イメージ（右脳活用）し、文章表現（左脳活用）しましょう。

最後に皆さんと共に、クリーンな心（まごころ）により「四諦八正道」を実践することで、自らの幸福、周囲の幸福、世界の一人ひとりの幸福、さらに世界の平和、人類の豊かな成長へと進展することを願ってやみません。

1.AIDMA観想法の仕方

仏教の教えの中に、十六観想というイメージ開発法があります。極楽浄土とはどんな所か誰も行って帰ってきた人がいないため、こうした素晴らしい所で、こんなに素晴らしい仏様がたくさんおられ、黄金に輝き、素晴らしい音楽が奏でられていたとか、いろいろな花

や動物で大変にぎやかで楽しいところなど、こうした極楽浄土を頭の中でイメージし、あたかもその場所に自分がいるという感覚を得るイメージ開発法のことです。

　私たち人間は右脳の働きにより、どんな事でも想像し、イメージができあがるのです。今でこそ瞑想法とか言われていますが、2000年も前に仏教ではすでに素晴らしいイメージ開発法を作り上げていたのです。

　さて観想法についてですが、仏教では前述のように極楽浄土をイメージする為の16のイメージ開発ステップがあります。ステップを追っていろいろな角度からイメージを描き、最終的に明確なものへと導くわけです。

　我々も何かしたい場合などには、いろいろな事から刺激を受けたことをきっかけに、自分の希望、やりたいことなどを将来に向けてイメージします。これは別な言葉で言い換えると〝夢〟と言えます。夢を描くことは、すなわち将来こうしたい、ああしたいという想いを具体的にビジュアル化し言語化することです。このビジュアル化が明確になればなるほど、現実化し、具体的な夢へ向かって行動に移せるのです。夢が漠然としたイメージの段階では、意欲があっても具体的な行動には移れません。なぜなら私達は、イメージに基づいて行動する習性を備えているからです。つまり、自分の描いたイメージ以上の行動はとれないようになっているからです。漠然としたままでは、脳神経細胞から自律神経そして運動神経へ指令がうまく伝わらないからです。

　そこでＡＩＤＭＡ観想法を身につけると、今まで以上に夢のイメージ化が行い易く、言語化が促進され、具体的に行動に移せるようになります。そして、脳は活性化し、自分の夢に向かう生き方が

（8）真理にもとづいた八正道法

できるようになります。

　ＡＩＤＭＡ観想法は我々人間が行動する時、以下のＡＩＤＭＡの
プロセスを経るという認知心理学のひとつです。

　　A　………　Attention「注目」

　　I　………　Interest「興味」

　　D　………　Desire「期待」

　　M　………　Memory「状況判断」

　　A　………　Action「行動」

　人間は行動する時、何かに「注目」し、「興味」を抱き、「期待」
をし、「判断」して、「行動」しているのです。

　ＡＩＤＭＡ観想法とは、このＡＩＤＭＡステップを１つずつ順番
に具体的にイメージし、言語化することなのです。

　自分の夢の何に「注目」したいのか、

　自分の夢の何に「興味」を抱いているのか

　自分の夢の何に「期待」しているのか

　自分の夢をどう「判断」したいのか

　自分の夢に向かって、どう「行動」したいのか

　以上の事をステップを追って具体的にイメージし、言語化します。
そうする事でその夢は、単なる夢ではなく、自分自身の本当の夢と
して感じられ、脳から具体的な意識（やる気）と、行動指令が出る
のです。

　では、次の AIDMA 観想シートにより自分の夢を分析し、具体
的イメージに変換してください。

129

AIDMA　夢　観想シート

夢の内容 （イメージ）	
夢の何に注目しているか 【A】	
夢の何に興味を持っているか 【I】	
夢に何を期待しているのか 【D】	
夢の何に価値を感じるか 【M】	
夢の実現に向けて 何を実行するか 【A】	

(8) 真理にもとづいた八正道法

釈迦が教えたクリーンな心（まごころ）と脳のコントロール瞑想法

　ヴィッパサナー瞑想法とは心の気付の瞑想法であり、原始仏教の瞑想法です。つまり釈迦（ブッタ）が悟りを開いた時に行った瞑想法と言われています。
　「ヴィッパサナー」という言葉の意味は「詳しく観察する」という意味です。仏教では人間の本質を「無常・苦・無我」の角度から観察し洞察し解釈の方法を修行します。つまりヴィッパサナー瞑想により心の気付きを観察し、洞察し、涅槃に至る修行をします。

ヴィッパサナー瞑想法	サマタ（三味、禅定）瞑想法
「現在の瞬間の事実に気付く」事に集中するため一切の思考や判断を差し挟まず、 見たものを「見た」 聞いたものを「聞いた」 感じたものを「感じた」 と一つ一つの内語で言語にし、確認（ラベリング）し、事実だけに気付いていく方法。 (誰でも真剣に取り組めばできる)	一点集中型瞑想で反復される言葉やイメージなどの瞑想対象に心と意識を集中し、最終的にその対象と合一する深い集中状態を目指す方法。 (難しいのでプロ向き)
脳の暴走をくいとめ、脳神経の動きが煩悩や欲望に左右されず、あれやこれや考える事なく、気付いた事実のみに集中するため、心の悩みや不安や恐れなど妄想状況に陥る事が防げる。 一瞬一瞬ありのままの事実に気付くことによって、妄想の世界、すなわち煩悩の世界を捨てていく瞑想法。	弘法大師空海が実践した虚空像求聞持法(虚空像菩薩の真言「ノーボアアカシャキャラバヤホンアハキャマリンボウソウカ」を唱え意識を集中し、10万回唱えるとどんな仏典でも暗誦できる超記憶力を修得した方法など。

131

このヴィッパサナー瞑想法の実践プロセスから、次の脳力（能力）が開発されるなどの効果があるといわれます。

能力開発
1．集中力がつく
2．記憶力が良くなる
3．分析力がつく
4．創造力がつく
5．決断力がつく

現象面効果
1．トラブル等が少なくなる
2．人に優しくなれる
3．心が健康になる
4．怒らなくなる
5．不安が少なくなる
6．物事にあまり執着せず達観できる様になる

2. 「夢・ビジョンバリュー分析法」による自己価値

　自分の夢ビジョンの価値を分析し、自信と信念にするためには、今まで一番自分が力を注いだ事、頑張れた事、そして成果の上げられた事がポイントとなります。自分の価値は、こうしたハイパフォーマンスから生まれます。他者が見てもそれは十分理解でき、納得のいくことです。

　そこで、夢ビジョンバリューシートに従って、自分が力いっぱい頑張り、実績をあげた事について記入しましょう。また、そこから何をつかみ、どの様に影響を与え、その事から得た能力や技術・知識を今後いかに活用できるかまとめてみましょう。

　そして、ハイパフォーマンスからつかみとった自己価値を明確にし、将来の夢ビジョンに生かす方法を計画する事が自信の持てる未来につながります。

夢ビジョンバリューシート

	ハイパフォーマンス	未来への方法・計画
今までの 生活での出来事 （分析具体力）		
理由（なぜ） （目的力）		
自他に与えた 影響 （社会力）		
何をつかんだか （学習力・修得力）		
今後どのように 生かすか （未来力）		

3. 「Will Can Must 法」

　私たちが何かをしようと思って判断するとき、あるいは人生の岐路に立たされたとき、漠然と「何となくしたいと思うこと」「何となくできそうな方」を選択してしまいがちです。しかし、自分にとって「本当にしたいこと」「本当にできること」「これからしなければならないこと」は厳密には違い、これらを自分自身で掘り下げ、追求し、明確に自己認知しておくことは、自己の本質的な価値を発見する上でとても重要なことです。

　will can must シートで記入例を参考にして、自分の将来計画を設計しましょう。

　【Will】とは、「何がしたいのか」を将来の自分にむかって問うことです。

　【Can】とは、「何ができるか」を過去の自分にむかって問うことです。

　【Must】とは、Will と Can を徹底的に自己創造・自己分析して上で、「今すべきこと、やらなければならないこと」を現在の自分に問うことです。

Will Can Mustの記入例

	具体的な内容	根拠や理由
【Will】 将来何がしたいのか	国際の協調・協力関係を側面から支援するような仕事のスペシャリストになりたい。	今後益々国際化、グローバル化が進む中で、一国間で政治的・経済的に安定・発展していくのは困難。
【Can】 自分は何ができるのか	国際取引法を専攻しているので、この分野に関する知識はある程度は有していると思う。	実際に国際間企業取引を行う場合の想定リスクや外為に関する統計報告などについては、自分ではかなり研究をし、ゼミで資料作成を担当した実績がある。
【Must】 今、何をしなければならないのか	国際取引に関する関連法の理解習得と商業ベースでの語学力を取得しなければならない。当面の課題は、TOEICによる語学力認定を受けること。	法律関係を熟知していても、実際に語学力がなければ何の役にも立たないばかりか、将来自分がしたいこととのスタート地点にも立てない。

1. 将来に向けて、自分の Will に対する思いの程度や強さは?
2. 自分の持つ資源や価値（Can）を最大限活用するためには?
3. 将来ビジョンに向けて足りないことは、今からやらなければならないこととは?

※ Will（将来）＝ Can（過去）＋ Must（現在）

（8）真理にもとづいた八正道法

Will-Can-Mustシート

	具体的な内容	根拠や理由
【Will】 将来何が したいのか		
【Can】 自分は何が できるのか		
【Must】 今、何をしなければ ならないのか		

さて、最後になりますが、釈迦の説いた仏教、空海の開いた真言密教、いずれもが宇宙の真理、原則を釈迦も空海も自らの心と体と脳力によって実践的研究を重ね、より分かりやすく理解できる教えと修行方法としてまとめられたものです。

　仏教修行も真言密教の修行も人間の脳力開発に基づく人間の成長と社会の発展、平和と安定を目指すためのものと言えます。我々人間は悩み、苦しみ、そしてその中から真理に基づく幸福と平穏をつかみとる事が一生のテーマと思います。

　仏教の悟り、真言密教の即身成仏とは、我々一人一人が宇宙の真理、原則の一部であり、それは我々の心の有様によるものと言えます。心の有様が脳に影響を与え、脳力となり、体や意識の動きとなります。そして、その結果が周囲との関係を築き大きな影響力に変わります。まさに心の有様と脳力がすべてをコントロールし、多種多様なエネルギーを生み出します。

　仏教や真言密教と聞くと、なんだか宗教的で信じるか信じないか、観念的なものと受け取られやすいのですが、そうではなく釈迦の仏教や空海の真言密教はまさに心の開発、脳力の開発方法を説いた教えです。心と脳力の開発、活用を間違えると人間は競いや破壊を繰り返します。人の一生の幸福、平穏、そして人類社会の進化と繁栄はいかに宇宙の真理、原則に基づく心の成長とコントロール、そしてそれに基づく脳力開発方法次第と言えます。

　読者の皆様には、是非この「空海と現代脳力開発」を参考にしていただき、過去、現在、未来を輝やけるものにしていただける様、お役に立つことを心より願ってやみません。

　　　　　　　　　合　掌

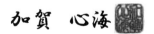
加賀　心海

〈著者プロフィール〉

加賀 博（加賀心海）（かが ひろし）

高野山大学 非常勤講師
千葉商科大学大学院 中小企業診断士養成課程 客員教授
東京理科大学大学院 非常勤講師
株式会社 ジーアップキャリアセンター 代表取締役
一般社団法人 千葉県ニュービジネス協議会 副会長
一般社団法人 就業総合支援協会 会長

■ 略 歴
慶応義塾大学法学部法律学科卒業
沖電気工業株式会社 株式会社リクルートと経て独立
企業団体の組織開発・人材育成・脳力開発を専門分野とする
現在までに携わった企業は 800 社を超え、又大学での講義実績は 40 大学に及ぶ

■ 関係研究出版は 70 冊
『脳・社会力』『グローバル人材採用・育成・制度開発ガイド』『思いの力』
『寺院基本経営学』（カナリアコミュニケーションズ）
『一期一会の質実経営』（ビジネス社）『人材採用実務体系マニュアル』（日本総研ビジコン）
『社員教育マニュアル』（プレジデント社）『人材募集採用マニュアル』（PHP 研究所）
『みんなで考えよう 就活と採用』『社会人基礎力』『自分科学ノート』
『リクルータースキルハンドブック』『派遣社員のためのキャリアデザインハンドブック』
『メンタルヘルスセルフケアハンドブック』（公益財団法人日本生産性本部生産性労働情報センター）
『ホスピタリティコミュニケーション力』（日本医療企画）
『キャリアエンプロイアビリティ形成法』（日経 BP 社）

空海と現代脳力開発

2018年4月20日　〔初版第1刷発行〕

著　者	加賀　博
発行人	佐々木　紀行
発行所	株式会社カナリアコミュニケーションズ

　　　　　〒141-0031　東京都品川区西五反田6-2-7
　　　　　　　　　　　ウエストサイド五反田ビル3F
　　　　　TEL　03-5436-9701　FAX　03-3491-9699
　　　　　http://www.canaria-book.com

印　刷	株式会社ダイトー
DTP	伏田光宏
装　丁	バリューデザイン京都

© Kaga Hiroshi 2018.Printed in Japan　ISBN978-4-7782-0426-6 C0015

定価はカバーに表示してあります。乱丁・落丁本がございましたらお取り替えいたします。カナリアコミュニケーションズあてにお送りください。
本書の内容の一部あるいは全部を無断で複製複写（コピー）することは、著作権法上の例外を除き禁じられています。